チャレンジング行動から認知症の人の世界を理解する

― BPSD からのパラダイム転換と認知行動療法に基づく新しいケア ―

著

イアン・アンドリュー・ジェームズ

監訳

山中 克夫

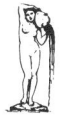

星 和 書 店

Seiwa Shoten Publishers

2-5 Kamitakaido 1-Chome
Suginamiku Tokyo 168-0074, Japan

Understanding Behaviour in Dementia that Challenges

A Guide to Assessment and Treatment

by

Ian Andrew James

Translated from English

by

Katsuo Yamanaka, Ph.D.

English Edition Copyright © Ian Andrew James 2011
First Published in the UK in 2011 by Jessica Kingsley Publishers Ltd
73 Collier Street, London, N1 9BE, UK
www.jkp.com
All rights reserved
Printed and bound in Great Britain
Japanese Edition Copyright © 2016 by Seiwa Shoten Publishers, Tokyo

監訳者まえがき
―解説にかえて―

山中克夫

　原著者のイアン・ジェームズ氏は，イギリスでニューキャッスル・チャレンジング行動臨床チーム（NCBT）の代表をつとめている方です。臨床心理士として現場に携わるかたわら，これまで多くの研究にかかわり2010年には前書である *Cognitive Behavioural Therapy with Older People* を出版されました。その姿勢はまさに科学的実践家といってよいでしょう。こうした方は現在の日本の認知症ケアの現場には見当たらず，私自身ジェームズ氏とつながりをもてたことに大きな喜びを感じています。

　先に挙げた書は高齢期の認知行動療法について，認知症がみられる人とそうでない人で分け解説した本格的な専門書でした。ジェームズ氏は，それからわずか1年後の2011年，前書の内容にさらに改良を加え，認知症の人に特化した認知行動療法に関する入門書を出版しました。それが本書であり，わかりやすくいえば，臨床心理士が認知行動療法の枠組みから現場の困難事例の見立てを行い，それをもとに介護者らにコンサルテーションを実施するための入門書といってよいでしょう。

　本書の内容は，以下の点でわが国の認知症ケアにとってセンセーショナルなものといってよいと思います。

⑴ **認知症の行動・心理症状（BPSD）からチャレンジング行動への転換**
　認知症のいわゆる問題行動に対して，現在，わが国ではもっぱら認知症の行動・心理症状（BPSD）という言葉が使われていますが，海外ではチャレンジング行動（challenging behavior）という言葉が使われるようになっ

てきています。これは理解しづらい認知症の人の行動や心理の原因をすべて認知症の「症状」に帰するのではなく，その多くを認知障害等により生じた困った，つらい状況に対し，本人なりに変えよう，解決しよう，周囲に思いを伝えようと努力した結果，あらわれた「行動」ととらえるものです。

たとえば，コミュニケーションに困難がみられる人で，よく大声をあげる人がいたとします。それは，症状の点からいえば，たとえば易興奮性とか抑制困難ということになるかもしれませんが，人とかかわりたいのに思いがとげられない不満や要望を本人が伝えようとしたチャレンジング行動なのかもしれません。もちろん医学的な症状が認知症の人の理解しづらい行動そのものとなっていることもありますが，そればかりではありません。チャレンジング行動の枠組みでは，医学的な症状はそのような認知症の人の行動の一部，あるいはそうした行動を起こす原因の一部にすぎないと考えられています。現在，わが国では，BPSDからチャレンジング行動へのパラダイムシフトが求められていると感じています。

これは本書の第1章に書かれていることですが，こうした行動は自分にはどうすることもできない，不可解で困難な状況に出くわせば誰でもとると思われる，きわめて正常な反応と言えるものです。そして，それは周囲の人の受けとめ方により，苦痛の大きさが違ってくるものです。また第1章では，チャレンジング行動がきっかけとなり，周囲の人のみならず本人のウェルビーイングを低下させていくことが述べられていますが，第5章の図5.8（p.109）を見てもらえれば，その様子を具体的に知ることができると思います。

(2)より認知症状が進行した人に適用可能な認知行動療法

一般的に認知症の人の場合には，初期から記憶障害が顕著な場合が多く，少しずつ自己の洞察力の低下なども進んでいきます。これまで認知行動療法は，そうした機能低下がきわめて少ない病初期に限って，診断や認知症状に対する不安や落ち込みを軽減するために利用されてきました。

しかし，ジェームズ氏は，本人に代わり臨床家やケアラー（介護者）のチームが，行動のきっかけ，本人の行動，表情・様子，発言・発声等の情報を客観的に収集し，根底にある本人の満たされない思いを探し当てていく「見立て」（ケース・フォーミュレーション）のプロセスと，それをもとに手立て・解決法を考案する方法を開発しました。そのような協働を通じチームの結束も高まっていくことが期待されます。また，第5章を読んでもらえれば，こうしたアプローチはジェームズ氏自身が実際にさまざまな手法を試し，創意工夫を加えて完成された臨床技術であることを理解してもらえると思います。

(3) ケアラー・センタード／パーソン・フォーカスト・アプローチ：専門家のサポートのもとで介護者が中心となって行う，本人の思いに焦点を当てたケア

現在，わが国の認知症ケアの領域では，Kitwoodの「パーソン・センタード・ケア」が広まっていると思います。認知症の人と接するとき，我々はとかく「認知症」の部分に注意がいきがちですが「人」は千差万別です。そうした人となりを大切にするとともに，その人の意思を尊重しようとするKitwoodの考え方は，認知症ケアにおいて画期的なものでした。

しかし，実際には認知症が進行してくると，本人は意思を伝えたり，何かを判断したりすることが困難になります。そのため，「パーソン・センタード・ケア」の理念を遵守するのはなかなか難しいという話を現場でよく聞きます。

この「パーソン・センタード・ケア」に対し，ジェームズ氏が提唱した考えが「ケアラー・センタード／パーソン・フォーカスト・アプローチ」です。これは第6章で述べられていることですが，チャレンジング行動がみられるような認知症の人の場合には，ケアラーが中心となって本人を支援しなければ（ケアラー・センタード），生活，QOLの維持や向上は成り立ちません。ジェームズ氏はケアラーが認知症をもつ人，一人ひとりの特徴に焦点を当てたケア（パーソン・フォーカスト・アプローチ）を組み立て，

実施できるように，専門家がサポートしていくことが重要であると考えました。これは認知症ケアの現実を踏まえた，とても柔軟な考え方だと思います。認知症がより進行した人のチャレンジング行動に対し認知行動療法の立場から介入を行う場合には，臨床家とケアラーの協働がとても重要となりますが，中心となるのはやはりケアラーです。その意味からも，この「ケアラー・センタード／パーソン・フォーカスト・アプローチ」が不可欠となります。

　本書ではまた，薬物的アプローチ（第3章）や他の非薬物的アプローチ（第4章）も詳しく解説されており，認知症のチャレンジング行動に関する海外の動向，特に他国にさきがけ認知症国家戦略に踏み出したイギリスの動向を知ることができます。そういった意味からも，私は本書の価値は大きいと信じています。

　なお，本書は臨床心理の専門家が介護の現場でコンサルテーションを実施していく際に手引きとして利用する視点から書かれています。そのため，介護者への説明の場面をはじめ，本書の言葉をそのまま使ってもらえるように，難しい専門用語になりすぎないように留意しました。たとえば，「ケース・フォーミュレーション」については，やや広い意味の言葉ではありますが「見立て」とし，「信念」や「自動思考」については，それぞれ「とらえ方・考え」，「思い」という言葉を使って説明しました。そうした工夫は原書にもみられます。

　最後になりましたが，本書の翻訳を進めるにあたり，筑波大学人間系の沢宮容子先生には多大なご支援・ご協力いただきました。また，編集では星和書店編集部の桜岡様，元編集部の宮坂様に大変お世話になりました。厚く御礼申し上げます。

日本語版に寄せて

イアン・ジェームズ

　本書は，実際の臨床的活動や先行研究をもとに，認知症の人のチャレンジング行動に対する実践的対応について示したものです。
　引用した研究の多くは，英語圏やヨーロッパの国々で行われたものです。これは大規模な非薬物的アプローチに関するトライアルが，これまでオーストラリア，ヨーロッパ，アメリカ，イギリスで実施されているという理由によるものです。しかし，私はこうした状況が変わることを強く望んでいます。本書で述べたことですが，優れた介入法というものは，文化，状況，環境の面が十分考慮されてしかるべきなのです。
　その意味で，まず日本がそうした状況を変えることを期待しています。たとえば，最近，Sato, Nakaaki, Torii ら*は，認知症患者（外来）に対して行った応用行動分析によるチャレンジング行動のマネジメント・プロトコルに関する研究を報告しました。確かにすばらしい研究ではありますが，治療プロトコルはアメリカの先行研究のものをほとんどそのまま持ち込んだものでした。こうした理由によると思われますが，この研究では原版ほどよい結果が得られなかったようです。しかし，日本の患者に特化したプロトコルを開発し適用していれば，さらによい結果が得られたかもしれません。
　つまるところ私は，その国の文化に則した介入法を開発し，他国の雑誌で発表し紹介すること，そして独自性や文化の違いを示してくれることを期待しているのです。
　本書に関していえば，チャレンジング行動に対する効果的な介入の原理

に関する入門書や解説書となってほしいと私は願っています。そして，いつの日か，本書で紹介した原理を基点とし，異国の文化に適合した介入法やプロトコルが生み出されることを期待しています。そうした意味で，本書の日本語版の完成をとても楽しみにしています。

2015 年 8 月

＊文献）Sato, J., Nakaaki, S., Torii, K. et al.（2013）Behavior management for agitated behavior in Japanese patients with dementia: a pilot study. *Neuropsychiatric Disease and Treatment*, 9, 9-14.

序　文

認知症への関心の高まり

　近年，認知症のトピックは，国際的にとても注目されるようになりました[227]。たとえば，国際老年精神医学雑誌（*The International Journal of Geriatric Psychiatry*）は，2010年に認知症のマネジメントに関する世界的動向について特集しました[27]。イギリスでは，イングランド，スコットランド，ウェールズ，北アイルランドのすべての国において，認知症国家戦略とその計画についてすでに公表，あるいは公表しつつある状況です。また，今や世界中の国々で，高齢者人口の増加や認知症の問題に対する準備が行われています。こうした状況は，癌や心疾患に比べ，認知症に対する関心が政府レベルでほとんど払われていなかった20世紀とは対照的です。イギリスの医療経済研究センター（Health Economic Research Centre；HERC）によれば，政府をはじめとする当時の認知症研究に対する助成金の総額（5,000万ポンド）は，癌研究（5億9,000万ポンド）の12分の1，心疾患研究（1億6,900万ポンド）の3分の1以下でした[90]。しかし，これとは対照的に，現在の医療経済費の総額は，認知症が230億ポンド，癌が120億ポンド，心臓疾患が80億ポンドとなっています。

　こうした大きな変化がイギリスで起こるきっかけとなったのは，「認知症の人々へのサービスとサポートの改善について」（英独立政策監査機構；National Audit Office）[173]や「思い出して。私は今も私のままです（Remember, I'm still me）」（介護専門委員会，精神障害福祉専門委員会）[29]といった出版物が刊行されたこと，イングランド[57]やスコットランド[192]で認知症の国家戦略が打ち出されたことによります。また，影

響力のある多くの出版物が，既存のサービスに批判的であったことも関係しているようです。たとえば，保健医療ケア監査・検査委員会（The Commission for Health Care Audit and Inspection；CHAI）から刊行された「私を忘れないで（Forget Me Not）」では，専門機関，とりわけプライマリケア・サービスの役割が批判され，「豊かに老後を送る（Living Well in Later Life）」[44]では，政府の高齢者施策[55]の実施に対して問題が投げかけられました。

次に示す認知症に関するデータや統計をみれば，イギリス政府が懸念している理由を理解することができるでしょう[14, 57, 90, 173]。

- イギリスには82万人の認知症の人が存在しているが，これは人口の1.3％に当たり，その多くがイングランドで生活している。
- 国内に存在する認知症の人のおよそ30％（23万人）が介護施設で生活している。
- 国内に存在する認知症の人のうち，1万5,000人が65歳以下であり，こうした若年発症の認知症の人に対するサービスが不足している。
- 国内の認知症の人のうち，1万5,000人が少数民族の人々である。この数値は，1950年代以降，海外から移住してきた人々の加齢にともなって急激に増加している。
- かかりつけ医*の69％が認知症の診断や問題行動のマネジメントについて自分は十分なトレーニングを積んでいないと感じている。この自己評価の値は8年前（2002年の報告書「私を忘れないで」）と比べ下がっている。これには，サービスの利用者やその家族からの要望が増してきていることが関係していると思われる。
- 国内の認知症の25％の人に対しては，問題行動の改善を主な目的とし，抗精神病薬が処方されている。しかし，これらの薬剤では顕著な副作用がみられ，全体の5分の1程度にしか効果が認められない。

＊訳注）GP（General Practitioner）は「かかりつけ医」と訳した。

- 認知症に関する国全体のコストは年間230億ポンドにのぼる（50％が家族介護などのインフォーマルコスト，40％が社会的介護の費用，10％が医療費）。

イングランドでは2009年に認知症国家戦略が開始され，その実施を監督するために1億5,000万ポンドの予算が計上されました。戦略では17の目的が挙げられ，準備はうまく進んでいるように思えますが，目的には認知症の問題行動に関するものがほとんど挙げられていません。しかし，認知症の問題行動は介護職や家族介護者のストレスの主たる原因であり，多くの人にとって病院への入院や施設入所の原因となるものです。一方，スコットランドの認知症国家戦略では，認知症の問題行動に関する指針が多く示されています。たとえば，本人の問題行動に対応する際の問題点やスタッフのトレーニングの必要性が明確に述べられ，最新版では，問題行動がみられる認知症の人の臨床にかかわるスタッフの視点に立ち，その対応のポイントについて詳しく述べられています。

「チャレンジング行動」（challenging behavior：CB）

チャレンジング行動は，もともと知的障害の分野で使用されていた用語であり，行為者である本人自身あるいはその周囲の人々に困難な事態をもたらすような問題行動を指しています。BlundenとAllen[22]は，この用語が使われるようになった背景として，行動の病理的理解から脱却し，ケアに携わる人が解決法を見出そうとする理解へとシフトする意図があったといいます。比較的世代が上の精神科医では，認知症の症状との関連性を示す「認知症の行動・心理症状（behavioral and psychological symptoms of dementia：BPSD）という言葉を好んで使っている人が多いようです。しかし，この言葉は，問題行動をすべて認知症の過程と直接結びつけてとらえている点から批判を受けています。第1章に詳しく書きましたが，こ

れは明らかに間違いだと思います。なぜなら，彼らのそうした行動の多くは，一般の人が困難に出くわした場合のごく普通の対応にすぎないからです。

　本書では，全8章を通じて，チャレンジング行動の治療に関する理論的な枠組みや実践的なアドバイスについて述べました。こうした理論や実践は，生物・心理・社会的な立場によるものです。つまり，私たちは，チャレンジング行動のマネジメントには，個人の心理的および社会的な特徴と同時に，（脳の）生化学的変化や身体的変化の影響も考慮すべきであると考えています。各章では，こうした考えについて，具体的な事例や研究をもとにわかりやすく説明し論じました。まず第1章では，行動のタイプ分けや分類に関する研究を概観し，チャレンジング行動の概念整理を行いました。第2章では，チャレンジング行動の一般的な原因と，それを究明するためのアセスメントツールについて説明しました。第3章と第4章では，それぞれ薬物的，非薬物的アプローチについて述べ，現行の治療法について概観しました。これらのアプローチはいずれもエビデンスに乏しく批判されており，特に薬物的アプローチでは重大な副作用が懸念されています。第5章では，認知症やチャレンジング行動のよりよい理解を目的とした研究分野で考案されたさまざまな概念モデルについて解説しました。これらのモデルを理解することで，現場のアセスメントや治療の技術は向上すると思います。

　第6章以降では，実際に行われている実践やサービスについて述べました。このうち，第6章では，私たちNCBTが開発した，介護施設で利用できる臨床的アプローチについて紹介しました。第7章では，具体的な事例をたくさん提示し，治療プロセス全体を解説しました。

　第8章では，政府の諮問委員会の最近の報告（「今こそ，実行すべき時〔Time for Action〕」[14]）をもとに，サービスの開発に関する問題についてとり上げました。この報告書は担当大臣に提出されたものですが，著者で

ある Banerjee は，チャレンジング行動に対するサービスや治療について抜本的な見直しを求めました。具体的には，抗精神病薬中心の治療をやめ，非薬物的アプローチをうまく取り入れようというものです。なんと Banerjee は，2010 年から 3 年以内に抗精神病薬（の使用）を 3 分の 2 減らすことを要望し，それを達成するために行うべき 11 の項目も示しました。

本書の有用性

　イギリスのさまざまな地域では，それぞれで掲げた目標に向かって国家戦略が動きだしていますが，そのことを考えると本書の刊行は実に時節にあったものといえます。また，チャレンジング行動の治療に関しては未だに混沌とした状態が続いていることからも，本書の内容は有用と思われます。薬物の使用，特に抗精神病薬の使用が制限されたことで大変な状況になったと感じている精神科医も多いかもしれません。しかしその一方で，こうした薬物に対し絶大な信頼を寄せ，今でも日常的に処方し続けている精神科医がいるということを重く受けとめなければなりません[20, 241]。また，これまでのところ，医師以外の専門家もまた，薬物以外に何をすべきか，しっかりしたガイダンスを受けていないことで困っていると思います。実際，文献でみられる非薬物的アプローチの多くは，治療法というより予防法といってよいと思います。これに対し本書では，予防法と治療法を明確に区別したうえで，深刻な段階のチャレンジング行動への対応について述べました。それは常時介護が必要な入居者への対応に特化したものなので，民間の介護職の人にも役に立つ内容になっていると思います。

　最近，医療経済研究センター[90]は，認知症の人のコストは年間 1 人あたり 27,647 ポンド（癌：5,999 ポンド，心疾患：3,455 ポンド）であると公表しました。そのことを考えると，本書の内容は，政府や行政に携わる人にとっても有用であると思います。ちなみにこの推計値には，認知症の

人に問題行動がともなう場合に加わる費用は含まれていません。

　ケアの実践をよりよいものにしたい。間違いなく，こうしたニーズや願いは存在しているはずです。認知症の人の問題行動に対して，医療中心の治療から脱却しようとする動きは，決して目新しいものではありません。それはここ 20 年の間に徐々に盛り上がってきたものといえます。しかしながら，最近の薬物使用に対する懸念やそれに代わる有効な方法の開発の必要性によってその勢いが増し，近年，そうした転換を求める声がますます大きくなっています。そして，おそらくこれが一番重要な点かもしれませんが，政治家や経済の専門家の中には，財政面と本人のウェルビーイングの両面から将来設計を行うことが不可欠であると考えている人がいて，さらなる盛り上がりをみせています。

ものくじ

監訳者まえがき―解説にかえて― iii
日本語版に寄せて vii
序文 ix

第1章　チャレンジング行動（challenging behavior）とは何か　1

定義　1
チャレンジング行動の特徴　3
チャレンジング行動の分類体系　6
チャレンジング行動のマネジメント：治療プロトコル　11
まとめ　13

第2章　チャレンジング行動の原因とアセスメント　15

はじめに　15
背景情報　16
　生物学的要因　17
　心理的要因　18
　社会的要因　19
　さまざまなチャレンジング行動の生物・心理・社会的な原因　20
行動の基盤となっている本人のとらえ方・考え　27
評価尺度　27

第3章　向精神薬を使ったチャレンジング行動の治療　41

はじめに　41
問題の概要　42
チャレンジング行動の治療に用いられる向精神薬　45
　抗精神病薬　45
　ベンゾジアゼピン系（鎮静剤）　47
　抗うつ薬　48

抗てんかん薬　49
　　　抗認知症薬　49
　　考察　50
　　まとめ　54

第4章　心理的アプローチとその他の非薬物的アプローチ　55

　　はじめに　55
　　一般的な非薬物的アプローチ　56
　　介護実践を改善する　58
　　環境調整　61
　　心理的アプローチ　62
　　心理的アプローチ：「予防」と「介入」　66
　　　主流の予防的アプローチ　67
　　　その他の予防的な心理的アプローチ　73
　　　介入的アプローチ　77
　　　標準的な介入アプローチ　78
　　　ケアラー・センタード／パーソン・フォーカスト・アプローチ　81
　　まとめ　87

第5章　アセスメントと治療のための概念モデル　89

　　はじめに　89
　　概念モデル　90
　　　認知症の概念化　91
　　　チャレンジング行動に特化した概念モデル　94
　　事例　106
　　まとめ　111

第6章　ニューキャッスル・チャレンジング行動臨床チーム　　　　　（NCBT）：私たちの臨床モデル　113

　　はじめに　113
　　NCBT のアプローチの手順　115
　　アセスメント期の手順と構造：話を聞く，確認する　115

情報共有セッション（ISS）：合意を得る　122
　　見立て：ストーリーの集約　123
　　　　背景情報　123
　　　　チャレンジング行動の機能的アセスメント　125
　　介入計画の作成と支援　128
　　NCBT の取り組みの成果　129
　　まとめ　131

第 7 章　事例研究　133

　　はじめに　133
　　事例 1　ゴードン　134
　　事例 2　ジョン　141
　　事例 3　イザベル　149
　　事例 4　ベッツィー　153
　　NCBT で使用する介入　157
　　まとめ　159

第 8 章　サービスの開発と提供　161

　　はじめに　161
　　サービスの改革　162
　　　　提言 8　163
　　　　提言 7　164
　　　　提言 5　165
　　NCBT の設立と活動について　166
　　研究　170
　　　　トイレの使用に関する研究　170
　　　　ドールセラピー　171
　　　　認知症ケアにおける嘘　172
　　　　その他の研究　174
　　まとめ　175

　　　　文献　177
　　　　索引　189

図　一覧

図 1.1　チャレンジング行動の氷山モデル　5
図 1.2　チャレンジング行動のマネジメント・プロトコル　12

図 2.1　ABC 分析に NCBT のアプローチで用いた項目を加えた行動チャートの例　33
図 2.2(a)　介護者の反応や信念を組み込んだチャレンジング行動のチャート　34
図 2.2(b)　記入例　35

図 3.1　抗精神病薬の副作用　46

図 4.1　非薬物的アプローチの種類，関係，それらのアプローチのプロセス　57
図 4.2　本人と介護者のコミュニケーションを促進するためのウエディングケーキ・モデル　60
図 4.3　ウェルビーイングに関連したテーマ　67
図 4.4　ダンスによる精神運動療法によって想定される効果　72
図 4.5(a)　軽度認知症の人の見立て　79
図 4.5(b)　中等度から重度の認知症の人の見立て　80

図 5.1　認知症の概念化（CoD）　92
図 5.2　病気の障壁に隠れたその人らしさ　96
図 5.3　認知症の行動問題の概念モデル　97
図 5.4　Cohen-Mansfield の欲求充足困難モデル　99
図 5.5　言語的アジテーションのマネジメントへのアプローチの例（TREA モデル）　100
図 5.6　James のチャレンジング行動（JCB）モデル　101
図 5.7　NCBT の臨床モデル　102
図 5.8　テイラー夫妻の三徴のマッピング　109

図 6.1　NCBT による見立ての概略図　124
図 6.2　NPI と NPI-D の結果　131

図 7.1　ゴードンの見立てシート　138
図 7.2　ジョンの見立てシート　146
図 7.3　イザベルの見立てシート　150
図 7.4　ベッツィーの見立てシート　154
図 7.5　介入前にみられた否定的な流れの典型例　155

図 8.1　NCBT が行う活動　169

表　一覧

表 1.1　一般的なチャレンジング行動　4
表 1.2　Cohen-Mansfield の質問の一部（身体的／非攻撃的行動）　7
表 1.3　NCBT のチャレンジング行動のカテゴリー　8
表 2.1　叫びの生物・心理・社会的な原因　21
表 2.2　性的脱抑制の生物・心理・社会的な原因　22
表 2.3　攻撃の生物・心理・社会的な原因　23
表 2.4　衣服を脱ごうとする行動の生物・心理・社会的原因　24
表 2.5　歩き回る行動（目的がある場合・ない場合）の生物・心理・社会的原因　25
表 2.6　逃げようとする行動の生物・心理・社会的原因　26
表 2.7　チャレンジング行動に影響を与える本人の考えや思い　28
表 2.8　チャレンジング行動に関する尺度やツール　29
表 2.9　前頭葉機能観察尺度（FOT）　36
表 2.10　紹介時（初診時）にスクリーニングを行うべきチャレンジング行動の原因　38
表 2.11　チャレンジング行動の原因となりうる認知機能障害　39
表 3.1　チャレンジング行動の治療に用いられる薬　44
表 3.2　Bishara による三つの場面において選択された向精神薬トップ 5　51
表 4.1　非薬物的なアプローチとそのエビデンス　63
表 4.2　スタッフと協働で行う LCAPS ガイドライン　88
表 5.1　心の中の考えとあらわれた感情との関係　104
表 6.1　スタッフと協働で行う LCAPS ガイドライン　116
表 6.2　NCBT の 14 週（5 + 9 週）の介入モデルの各ステージ　118
表 6.3　スタッフに求められるスキル　120
表 6.4　心の中の考えとあらわれた感情との関係（表 5.1 再掲）　127
表 6.5　あらわれた感情が欲求の特定や介入計画の作成に役立つ例　129
表 7.1　質問と回答　136
表 7.2　ジョンの前頭葉機能観察尺度（FOT）の結果　144
表 7.3　NCBT による介入の概要　158
表 8.1　チャレンジング行動専門の各臨床機関が担当する地域の人口特性　167
表 8.2　「自分の家以外でトイレを使うとき，下記の行動をしますか」に対する回答のまとめ　171

第1章

チャレンジング行動 (challenging behavior) とは何か

定義

　本書では，challenging behavior（チャレンジング行動）の定義を，「そうした行為が生じている場面において，その行為が身体的，あるいは精神的苦痛の原因となり，人々のウェルビーイングを損なう行為」とします。その被害者となる人には，行為の主体である本人と，本人に直接かかわる周りの人たちの両方が含まれます。一般的なチャレンジング行動には，「叩く」「大声で叫ぶ」「絶え間なく歩き続ける」「アパシー」などがあります。チャレンジング行動は，身体的，心理的，環境的，あるいは神経的な，さまざまな原因により生じていることが多いです。しかし，気持ちのもちようや考え方次第でつらさがやわらぐこともあります。また，チャレンジング行動は認知症の人にごく普通にみられるものですが，一般的には介護者によってうまく対処されており，多くは時間が解決してくれるものといってよいでしょう。しかし，なかには慢性化して危険がともなった状態になるものもあります。そうした場合には，生物・心理・社会的なアプローチ（すなわち，薬物的および非薬物的アプローチ）による専門的な支援が必要となります。専門的なアプローチでは徹底的な状況分析が行われ，それにより明らかにされた行動の原因を実質的な

ターゲットとします。

　こうした定義については，この後，詳しく説明していくつもりですが，先に重要なポイントを挙げると次のようになります。

- チャレンジング行動とは，その行為の主体である本人，あるいは周囲の人々にとって，困難をきたす問題行動を指す。
- 「困難」とみなされるかどうかは，周囲の人の寛容さや耐性の程度，状況によって異なるものである。その意味でチャレンジング行動とは，社会的構成概念ととらえることができる。
- チャレンジング行動には，何らかの本人の欲求が反映されていることが多い。そうした欲求は，本人なりのとらえ方・考え（たとえば，本当はそうした事実は存在しないのに，本人が「学校に子どもを迎えに行かなければならない」と思い込んでいる），あるいは苦痛（たとえば，不快や退屈を知らせよう，あるいは何とかしようとしている）によって生じているものである。
- チャレンジング行動には多様な原因が存在している。それゆえ，認知症に関連した神経学的障害はその一因にすぎない。
- 類似するチャレンジング行動は意味のあるまとまりに分類され，体系化されている。こうした分類は対応方法を考えるうえで基盤となるものである。
- 慢性的なチャレンジング行動の対応は難しい。そのような場合には，治療プロトコルをもとに対応する（本書では，筆者がリーダーとしてかかわっているニューキャッスル・チャレンジング行動臨床チーム〔以下，NCBT〕によって開発された治療プロトコルを紹介する）。

チャレンジング行動の特徴

　Cohen-Mansfield[38]によると，認知症のチャレンジング行動は，欲求

が満たされていないことを本人なりに「伝達」しようとしたもの（例：空腹であること，苦しみや退屈から楽になりたいということを示そうとしている），直接欲求を満たすために本人なりに行った「努力」（例：仕事に行かなければならない，学校に子どもを迎えに行かなければならないといった本人なりの考えから外出しようとする），あるいは欲求不満の「サイン」（例：外出が禁止されていると聞いて腹を立てている）が反映されていることが多いといわれています。また，どのような状況であれ，こうした行為は，ウェルビーイングを向上・維持したり，苦痛から逃れようとしたりするために，本人なりに試みたこととらえることができます。

　しかし，行動の主体者である本人，あるいは行動の影響を受ける人が，そうした行動を否定的に受けとめた場合，その行動は困難な問題とみなされることになります。ただし実際には，自分の行為が周囲に迷惑になっていることを本人が自覚していないこともあります。たとえば，廊下で用を足すという習慣は，本人よりも介護者の方が問題視するものでしょう。行為が困難なことと受けとめられるには，困難かどうかの「閾値」を超えなくてはなりませんが，その判断をするのは介護者なのです。しかし，その判断には，介護者自身やケアの環境がその行為をどれだけ許容できるかがかかわってきます。そのため，同じ症状でもチャレンジング行動とみなされる場合も，みなされない場合もあります。さらに同じチャレンジング行動であっても，許容される環境もあれば，耐えがたいものとして介護者に認識されることもあるはずです。そのようなことから，チャレンジング行動という現象は，きちんと測定できるような，厳密な意味での臨床症状というより，社会的構成概念としてとらえられています。

　表1.1は，チャレンジング行動をまとめたリストです。この表からわかるように，チャレンジング行動は認知症特有のものというより，ごく普通の我々であってもみられるような行為です。たとえばお酒を飲むと

表 1.1 　一般的なチャレンジング行動

攻撃的なチャレンジング行動	非攻撃的なチャレンジング行動
叩く	アパシー
蹴る	うつ
つかむ	繰り返しうるさい音を立てる
押す	質問を繰り返す
つねる	変な音を立てる
引っかく	繰り返し助けを求める
噛みつく	過食
つばを吐く	過活動
首を絞める	歩き回る
髪の毛を引っ張る	一般的な意味でのアジテーション（興奮や落ち着きのなさ）
つまずかせる	他人につきまとう
物を投げる	場にそぐわない身体の一部の露出
棒で突く	公共の場所で自慰行為をする
尖ったもので刺す	不適切な場所で用を足す
罵る	ろう便
金切り声をあげる	不適切に物を取り扱う
大声で叫ぶ	物を分解する
身体的な性的暴行	物を溜める
性的な暴言	物を隠す
自傷行為	わざと転ぶ
	異食
	決まりや言われたことに従わない
	誤認する

こうした行動を起こしてしまう人もいるでしょう。

　しかし，「行動」面だけでチャレンジング行動を定義しようとすると，いろいろとやっかいな問題が起こります。おおもとの原因ではなく外にあらわれた徴候（すなわち行動）だけで問題をとらえるようになってしまうのがその一例です。たとえば，あるチャレンジング行動を「攻撃」ととらえてしまうと，本当の原因（痛みのせいかもしれないし，パラノ

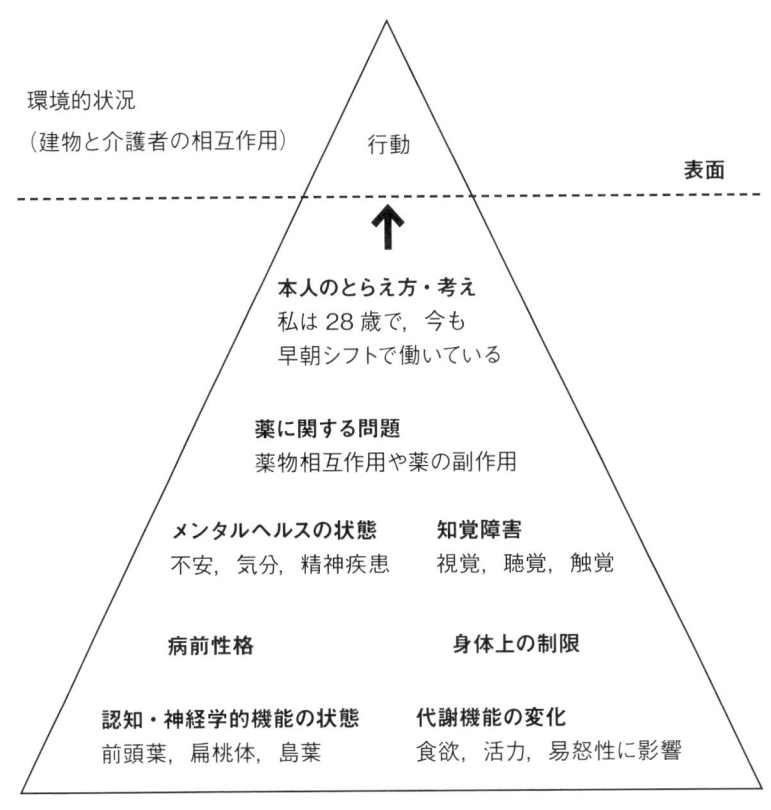

図 1.1 チャレンジング行動の氷山モデル

イアによるものかもしれない）を突きとめることに注意が向かなくなります。図 1.1 は，行動とその原因との関連性について示したものです。

この図からわかるように，行動と各原因とは，本人なりのとらえ方・考えを介して結びついています。また，そのようなとらえ方・考えは，恐怖，怒り，自尊心，あるいは絶望といった感情によって引き起こされることが多いようです。さらにこうしたとらえ方・考えは欲求に結びついていきます。図 1.1 の場合，今も働いているという本人の思い込みは，

早朝シフトのために午前5時に家を出たいという欲求と結びついていきます。各原因やそれらがどのように関係しあっているのかについては，次章で詳しく触れたいと思います。

チャレンジング行動の分類体系

　チャレンジング行動の分類に関しては，ここ10年間でさまざまなものがみられるようになりました。なかでも，Cohen-Mansfield[37]の分類は非常に妥当で有用なものです。彼女はチャレンジング行動を，「殴る」「髪を引っ張る」などの身体的／攻撃的行動，「過度に歩き続ける」「過活動」などの身体的／非攻撃的行動，「叫ぶ」「何度も繰り返し質問する」などの言語的アジテーション*に分類しました。

　これらの分類をもとに，Cohen-Mansfield は Treatment Routes for Exploring Agitation（TREA）[37]という，チャレンジング行動の原因を特定するうえで有効な枠組みを開発しました。TREAは，チャレンジング行動の原因の特定とそれに応じた介入計画の作成についてスタッフを支援するための包括的システムです。意思決定モデル（デシジョン・ツリー）に基づく質問形式で，行動のカテゴリーやタイプ，行動がみられる状況，本人の背景情報に関するアセスメントを行い，最も可能性の高いと思われる問題行動の原因にたどりつけるようにできています（表1.2参照）。また，特定した原因仮説に基づいて介入を選び，実施できるようになっています。さらに，介入がうまくいかなかった場合であっても，他の介入を選択したり，その問題行動についてさらに理解を深め，新たな仮説を立てたりすることができるようになっています。

　TREA の各質問は，前述の三つのカテゴリー（身体的／攻撃的行動，身体的／非攻撃的行動，言語的アジテーション）にあわせてつくられて

---

*訳注）言語的アジテーション：周囲を混乱させるような暴言，叫び声，奇声，繰り返しの発言など。攻撃的なものと非攻撃的なものに分けられることがある。

表1.2 Cohen-Mansfieldの質問の一部（身体的／非攻撃的行動）

質問1	質問2	対応
非常に混乱した様子がみられますか？	自分の家に帰りたがっていますか？	本人にとって我が家に思えるように，室内を変えてみましょう。
	せかせかと落ち着かない様子ですか？	本人にとって有意義な活動を考えて，参加してもらいましょう。
	居心地が悪そうですか？	場所を変えたり，本人にとって心地よいものを置いたり，渡したりしてみましょう。
ご自身で楽しんでもらえるようなものや運動の機会が必要に思えますか？	その活動を行うにあたって，本人について安全面で心配なことがありますか？	安全警報装置の設置，広い敷地でありながら勝手に外に出ていけないように配慮された環境，出口の外観の変更といったように，安全面の配慮をしていきましょう。
	他の入居者の部屋に侵入したり，他の入居者の迷惑になるようなことをしたりしていますか？	徘徊しても大丈夫な環境を整えたり，他の入居者の居室の入り口がわからないようにカモフラージュしたりしてみましょう。

います。

　私たちのNCBTも，このカテゴリーを長年利用し，その効果を実感してきました。しかし，近年，チャレンジング行動の原因として，内的な「認知システム」（belief system，図1.1参照）に強く関心をいだくようになりました。そこで私たちは，これまで行った臨床を詳しく振り返り，そこからTREAのカテゴリーに代わるものを考案しました（表1.3）。この分類方法では，チャレンジング行動を非活動的なものと活動的なものに分類します。このうち，非活動的なチャレンジング行動とはアパシーやうつに関するものです。これらは，認知症の人に最もよくみられるチャレンジング行動といえます[164, 184]。臨床家の中には，こうした行動をチャレンジング行動とみなさない人もいるようですが，それ

表1.3 NCBTのチャレンジング行動のカテゴリー

チャレンジング行動のタイプ	感情や本人のとらえ方・考え	説明
動機づけや自発性の欠如によるチャレンジング行動（非活動的タイプ）	アパシーや、自分は無力で価値がないという考えに基づく抑うつ	行動的には、アパシーと抑うつは似ているようにみえます。しかし、アパシーは前頭葉の病変に関連しており、抑うつは多くの場合、自分に価値を見出せないことや絶望感と関連しています。モチベーションが乏しくなったという理由で（専門家・専門機関に）紹介されるケースは、家族介護者からの場合が一般的で、介護施設からの場合はごくまれです。これは、職員にとって、活動の乏しい入所者は介護しやすく思われがちで、問題視されにくいためです。
恐れに関連したチャレンジング行動（活動的タイプ）	不安や怒り 脅威を感じた際のアクティブな反応として怒りが示される前に、不安がみられる場合があります。 不安は、自分はもろくて弱いという考えと関係しています。 一方、怒りは自分の権利を踏みにじられた、あるいは公正に扱われていないという考えと関係しています。	実際の他者との関わりによるものであっても、幻覚や妄想によるものであっても、行為は心の中で感じたことがもとになって生じます。 恐怖や脅威を感じて、そうした状況を避けたり、安全なところを探したりする場合もあるでしょうし、あるいは自己防衛や先制攻撃の意味で暴力的な反応を示す場合もあるかもしれません。 また脅威は、ときに自尊心と関係します。脅威は自分の権利が侵害されているという自己認識に基づいて生じるものです[107]。神経学的にいうと、扁桃体もしくは右体性感覚野の損傷が怒りや不安と関連しているといわれています。このうち、扁桃体は情動を処理しており、前頭葉と密接に関係しています。また、右体性感覚野は、ボディランゲージや情動の表出に関係しています。そして、こうした部位がうまく働かない場合、他者の意図を誤解してしまう可能性があります。

表1.3 NCBTのチャレンジング行動のカテゴリー（続き）

チャレンジング行動のタイプ	感情や本人のとらえ方・考え	説明
情報収集や問題解決のための行動（活動的タイプ）	好奇心に基づく，あるいは問題解決のための行動 このこと自体は，周囲に対するごく自然な関わりといってよいでしょう。しかし，認知症の人の場合，本人の記憶障害，認知的な混乱，失見当識，退屈感によってうまくできなくなっています。また，こうした行動は，「状況を理解するためには，手がかりとなる人や物を探す必要がある」という本人の考えと関係しています。	人はわからないことがあれば調べようとしたり，困ったことがあれば解決しようとしたりします。これは人間の性（さが）といってよいでしょう。同様に認知症の人も，状況がわからなかったり混乱してしまった場合に，周りに尋ねたり，周囲を調べたりして，不可解な状況を変えようとします。 同様に，何かなじみや興味を感じたもの（おそらく仕事や自宅での生活と関係している）を見つけた場合，それを無断で借りたり，使ったり，あるいは分解しようとさえするかもしれません。
抑制困難による行動（活動的タイプ）	性的脱抑制，反復的な発声・行為 衝動的に湧き起こった自己中心的な考えや思いと関連しています。	前頭葉機能の低下は，脳のエイジングの数少ない一般的特徴の一つといえるものです[187]。 こうした機能低下により，不適切な行動や発話を抑制できなくなることがあります。これは，「思考と行為の結合」として知られ，思ったことを衝動的にやってしまったり，あるいは言葉にしてしまう状態のことです。
環境的なミスマッチによる行動（活動的タイプ）	周囲の環境の拒否 不快な状況を遠ざけたいという考えに関連しています。	こうした拒否は，状況や人を正しく認識できていないことや，自分がその場に拘束されているという感覚（例：生活を制限する規則，規制，企図）によって起こることがあります。

らは明らかに本人に苦痛を与え，ウェルビーイングを低下させるものです．

一方，活動的なチャレンジング行動はさらに四つのカテゴリーに分類できます．最初のカテゴリーは，ストレスがかかった状況への反応と考えられるものです．このタイプでは，本人が自分はもろくて弱いと感じていたり，権利が侵害されていると思っていたり，周りに意見を聞き入れてもらえないことを不満に感じていたりする可能性があります．また，このタイプのチャレンジング行動は，知覚や記憶の問題，あるいは精神的な異常（幻覚や妄想）による誤った認識が原因となっていることがあります．つまり，そのように誤って知覚されたものへの反応として，安心を得ようとしたり，攻撃的になったりしていると考えることができます．

活動的なチャレンジング行動の二つ目のカテゴリーは，歩き回る，あるいは周囲の邪魔をしてしまうようなタイプです．このタイプは，本人は周りに合わせようと思って行動しているのですが，認知や記憶の障害によってうまくいかなくなっていると考えられます．

三つ目のカテゴリーは，活動，思考，あるいは感情の抑制が不十分であるために生じているもので，前頭葉の障害と密接に関連していると思われるものです．

四つ目のカテゴリーは，本人とその周りの環境とのミスマッチが原因で起こっている行動です．こうした行動は，本人がその環境を受け入れることができないことが原因となっているようです．たとえば，今の生活環境の制約などが気に入らない場合です．表1.3は，こうしたチャレンジング行動の分類をまとめたものです．それぞれのカテゴリーでは内容的に重複する点もあるかもしれません．しかし，私たちはこの分類システムを有用なものと考えています．なぜなら，このシステムは社会的，神経学的，情動的な観点から行動を分類でき，行動を誘発している原因について探ることができるようになっているからです．また，各カテゴ

リーは，対応を考えるうえでの理論的な枠組みとなるものです。

　私たちの分類システムは，Cohen-Mansfield のものといくつか異なる点があります。最も違っている点は，私たちのシステムでは，行動そのものではなく，行動の「原因」（すなわち，行動を引き起こしているもの）をもとに分類を行っている点です。たとえば，「過度に歩き回る」という行動は，「脱抑制」「不安」「建物の出口をみつけるための試み」などの原因が考えられるため，複数のカテゴリーが該当することになります。行動がどの原因のカテゴリーに当たるのかがわかれば，介入方略を導くことが可能となります。

チャレンジング行動のマネジメント：治療プロトコル

　認知症の人では，進行の過程において，全体の90％に何らかのチャレンジング行動がみられるといわれています[143]。そのことから，チャレンジング行動は認知症の人にごく一般的にみられるものといってよいでしょう。また，チャレンジング行動は認知症の後半のステージでより多くみられることから，チャレンジング行動の重症度と認知症の重症度には関係があるといわれています[217]。チャレンジング行動は，多くの場合が介護者で十分対応が可能であり，問題となることはあまりありません。しかし，問題が収束せず，対応のまずさが重なり，さらに問題が悪化していくことがあります。こうした場合，薬物的あるいは非薬物的なアプローチによる専門的支援が必要とされます。

　図1.2は，チャレンジング行動のマネジメントに関するプロトコルを図示したものです。ここでは，そうした行動に対する段階的な手順が示されています。最初の段階は，チャレンジング行動と認識された行動に対し，介護者自身で対応しようとする段階です。この段階でうまく対応できない場合には，次に図1.2の手順に従って，感染症などの急性の身体疾患を疑い，医師（かかりつけ医など）に診察してもらいます。この

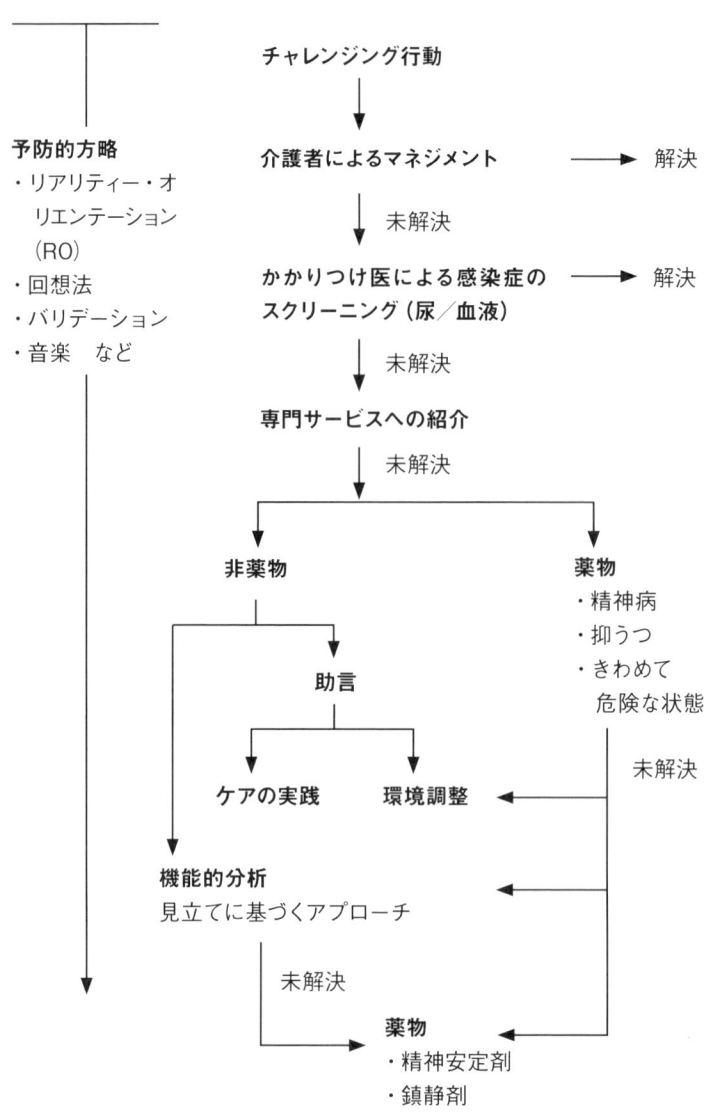

図1.2 チャレンジング行動のマネジメント・プロトコル

段階のスクリーニングで感染症を特定できなかった場合，専門医に紹介されることがあります．この先は三つの経路（薬物的アプローチの経路が一つ，非薬物的アプローチの経路が二つ）が考えられます．まず，精神病，抑うつ，痛み，せん妄など，認知症とは別の疾患が特定された場合には，薬物による治療が行われます．また，激しい行動や危険な行動がみられる場合には，精神安定剤や鎮静剤などの薬剤が短期的に投与されることがあります．一方，非薬物的（心理的）アプローチでは，大まかなアセスメントをもとに介護者に助言をするだけですむ場合と，本格的に機能的分析[168]を行う場合があります．機能的分析は徹底的なアセスメントと行動チャートを使用する，きわめて包括的なアプローチといえるでしょう．しかし，機能的分析を用いても行動が改善されない場合には，薬物中心の治療が行われることになります．この段階の薬物治療では，原則的に本人のウェルビーイングの改善を目的とし，精神安定剤や鎮静剤などが使用されます．なお，治療プロトコルでは段階的に示しましたが，実際には，非薬物的アプローチと薬物的アプローチを併用し，組み合わせた治療が行われていることが多いです[96]．これは筆者の考えですが，認知症治療で使用される向精神薬は実証性に乏しく副作用も認められる点から，非薬物的アプローチを併用せず単独で薬物を処方することは倫理に反する行為であると思われます．現在，イギリスの認知症治療の統括責任者である Alistair Burns は，こうした点を踏まえ，チャレンジング行動治療のための指針開発に取り組んでいます．

まとめ

　この章では，後の章で詳しく述べる事柄の中で重要なトピックを短く紹介しました．チャレンジング行動は，規則性や一貫性をもった原因により生じていると考えられ，疾患として診断できるようなものとは異なるものです．対応では手を焼かされることばかりだと思いますが，チャ

レンジング行動にうまく対応するためには,探偵になったつもりでそうした行動の特徴や本人に関する情報を詳しく集めることが必須となります。そうした情報からどのように論理的な見立て*を行い,それに基づいた治療パッケージを組み立てていくのか。それこそが本書のテーマといえる点なのです。

＊訳注）見立て：ケース・フォーミュレーション

第 2 章

チャレンジング行動の原因とアセスメント

はじめに

　この章では，チャレンジング行動の原因やそれに関係する要因について解説したいと思います。効果的な治療法を考案するうえで，こうした点を詳しく知っておくことは重要なことです。この章のポイントは次の通りです。

- チャレンジング行動は，いくつかの生物・心理・社会的原因がからみあって生じていることが多い。
- チャレンジング行動の原因を特定することは，そのような行動に対する介入法を考案するうえで重要である。
- 本人の周囲や自分に関するとらえ方・考えが，チャレンジング行動の生起やそのあらわれ方に深くかかわっている。本人としては自分の考えに沿って行動しているだけなのに，結果的に周囲から問題視されてしまうことがある（たとえば，実際の年齢は 80 歳なのに自分は 30 歳で今も朝番で働いていると思い込んでいる人は，かたくなに毎朝出かけようとするだろう）。
- チャレンジング行動の原因をアセスメントするための尺度は数多く

存在する。しかし，大部分の尺度は項目が多すぎて臨床に不向きで，専ら研究用として利用されている。

背景情報

　第1章で述べたように，現在最も包括的と思われるチャレンジング行動のモデルは，Cohen-Mansfield[36]によって開発されたものです。彼女のTREAの枠組みでは，まずそのチャレンジング行動がどの行動のカテゴリーに該当するかを考えます。そして，行動のカテゴリーが定まったら，そのカテゴリーの続きの質問に答えていくことで有効な解決法を導き出せるようになっています（たとえば，絶えず金切り声をあげている→この行動は，彼女が車いすからベッドやトイレに移動させられるときに起きているのか？→もしそうなら，その際の苦痛を軽減することを試みる，というように）。また，このアプローチは，彼女が考案した欲求充足困難モデルが基盤となっています。このモデルでは，問題行動と同時に，その人の背景情報や周囲の環境に関しても詳しく分析をすることが求められます。彼女は，チャレンジング行動の原因を考えるうえで，こうした文脈的な情報が役立つ場合が多いといいます（第5章参照）。NCBTの枠組みにおいても，同様に背景情報の収集を行います。私たちの場合，本人の背景情報は，八つのポイントから収集してもらいます。それらのポイントは第1章の氷山モデル（表1.1を参照）で示したものと一致しています。ここでは，それらのポイントを生物的要因，心理的要因，社会的要因の三つに分けて説明しました。第7章では，いくつかの事例をもとに，こうした情報を実際の臨床場面でどのように活用するのかを解説しています。

生物学的要因

認知・神経学的な問題

　我々は正常な脳や脳機能によって，周囲のものを正しく認識し解釈できています。認知症の人の場合には，認知障害によって他の人と違った現実認識をしていることが多いようです。そのような人は，時間や場所の見当識の障害がみられたり，2〜3分前に起こったことを思い出せなかったりします。

　重要なことは，周囲の人と物の見方が異なっていること自体が，その人の行動をやっかいなものにしているわけではないということです。そうではなく，誰の意見が正しいのかをめぐって言い争いになるなど，そうした現実認識の違いによって生じた周囲の人とのいさかいによるものなのです。たとえば，介護施設に入所している85歳の女性が，その場を立ち去ろうとするのを止められ激怒してしまいました。しかし，本人からすれば，そのとき，子どもたちを学校に迎えに行こうと思っただけなのです。

薬剤

　平均的な高齢者であっても5種類以上の薬剤を服用していることから，多剤投与は多くの高齢者の実情といえる点です。しかし，使用されている薬剤の多くに副作用があることはよく知られていますが，多剤投与による負の相乗効果についてはあまり知られていません。スタチン（焦燥）やパーキンソン病薬（性行動の亢進）のような，一般的に使用されている薬剤には，チャレンジング行動を増悪させるものがあるので配慮が必要です。また，チャレンジング行動の治療に日常的に用いられている薬剤は精神安定作用や鎮静作用をもっているものが多いため，複数投与する際には特に注意が必要となります。

身体的な問題と代謝の変化

認知症は加齢にともなう疾患ですが，多くの高齢者は身体的な健康の衰えや加齢にともなう疾患（関節炎，腰痛，癌，歯の痛み，便秘，慢性的で軽度な手足の不快感）を経験しています。実は多くのチャレンジング行動が，こうした痛みや身体的な不快感と関連しています。また，介護者との関係（たとえば，トイレ介助，移乗の介助，入浴介助）によって悪化することが多い点にも留意すべきです。さらに加齢にともない臓器も働きが悪くなり，食品や薬剤をはじめさまざまな物質に対する代謝能力も低下します。

感覚器官の機能低下

感覚機能の低下は，見当識障害を助長することがあります。そのことをはじめ，加齢にともなう五感の変化が困難をエスカレートさせることがあります。たとえば，視覚や聴覚が衰えたことで，安心できる場や人を求めたり，人とのつながりを求めて周囲をさまよったりすることもあります。特に聴覚の衰えは大声をあげることと結びついていることが多いようです[36]。

心理的要因

病前のパーソナリティ

認知症になっても，パーソナリティは基本的に変わらないことを理解しておくことが重要です。そうしたもともとの人となりは，さまざまな形で，また異なる病期のステージであらわれることでしょう。たとえ認知症が重度になっても，自分の好み（たとえば，施設，信仰上の行為，食事，性的指向）に合った生活スタイルを望む人もいます。また，パーソナリティに変化がみられた場合には脳の病理的変化が関連していることもありますが，非常に傷つきやすくなっているとか，感情的になっているとか，スキンシップを求めているとか，そうした心理的要因によ

る場合もあります。また，これまで困難な場面で，本人はどんなふうに対処していたのかを把握しておくことも重要です。たとえば，今起こっている問題は，「ストレスがたまったときには散歩に出かける」という，かつての対処法を現在の環境で実行できないことが原因となっているのかもしれません。

メンタルヘルス

多くの人がメンタルヘルスに問題をかかえているので，そうした問題が本人にどのように影響を与えるのかを理解しておくことが重要です。過去に苦しんでいたメンタルヘルスの問題が現在の問題に影響していることはよくあります。たとえば，もともと社交恐怖がみられ，新たに認知症が加わった人では，介護施設に入所した場合，特に人の行き来が多い部屋で強い不安を感じるかもしれません[110]。

脳の病理的な変化は，幻覚や妄想様の観念，もの盗られ妄想のような精神症候を引き起こすことがあります。感情障害など，一度寛解した症状が再燃する場合もあります。また，慢性的な症状が増悪することもあります（たとえば，アスペルガー症候群の症状[118]）。

社会的要因

環境

周囲に依存していることの多い高齢者では，環境的要因（明るさ，騒音のレベル，部屋のレイアウト）がウェルビーイングの重要な影響因となっています。記憶や問題解決，見当識に困難を抱える認知症の人の場合には，さらにそうした環境的要因の影響を受けやすくなります。ウェルビーイングの状態は，人とかかわる機会と関係していることも理解しておかなければなりません。また，暑すぎたり寒すぎたりすることや空腹，大音量のテレビやラジオといった過度の刺激にさらされることによって，チャレンジング行動が誘発されていないかをチェックすること

も重要です[51]。

介護のあり方

認知症の人は日常生活でさまざまな身体的な介助や手助けをしてもらっていますが，そうした自分を支えてくれている人との間でいさかいが生じることがあります。確かに介護者は，熟練やがまん強さに加え，優れたコミュニケーション技術が求められる職種ではありますが，そうした天使のような振る舞いをいつもできるわけではありません。特に時間的な問題で複数の業務が重なってしまった場合には難しくなります。チャレンジング行動が起こっている状況をみると，急いでいたり，突然あるいは本人の気持ちを理解せずにやってしまったりと，本人のペースを考えずに介護を実施してしまった場合が多いようです。よい介護を実施することの重要性は，どんなに強調してもしすぎることはないでしょう。なぜなら，チャレンジング行動の多くが，介護者と本人の直接的な介護のやりとりの最中に生じているからです。

以上のような生物・心理・社会的な要因は問題行動に共通する原因と考えられているものです。そのため，チャレンジング行動の原因を探る場合，これら各要素に関する情報を収集していきます。表2.1～2.6は，ニューキャッスル・チャレンジング行動臨床チーム（NCBT）で行われたケースワークを詳しく調べ，チャレンジング行動の原因について，生物的要因，心理的要因，社会的要因それぞれでまとめたものです[153]。

さまざまなチャレンジング行動の生物・心理・社会的な原因

介入法を考える際，この表2.1～2.6は役に立つと思います。この表をみれば，異なるチャレンジング行動が共通の原因をもっていることがわかると思います。たとえば，「痛み」は，それ自体，「叫び声をあげる」「徘徊する」「攻撃的に振る舞う」など，さまざまな行動として表出され

表 2.1 叫びの生物・心理・社会的な原因

叫び：
金切り声，うめき声，言葉や文の反復など，さまざまな種類の叫びを区別する必要がある。また，叫びの頻度やタイミング，きっかけを調べる必要がある。

生物学的原因	心理的原因
関節あるいは歯の痛み	不安あるいは恐怖
皮膚や，便秘など腸の問題による不快感	怒りやフラストレーション
こだわり行動につながる前頭葉障害	脅されているという感覚
幻覚への反応	孤独感
服薬による不穏状態	退屈感
感染症に起因する混乱	自分への刺激（特に耳の聞こえない場合）
アルコールの影響	働きかけ・刺激に過剰に反応する，あるいは極端に反応がない
空腹あるいはのどの渇き	
疲れて怒りっぽくなっている	

社会・環境的原因
トイレに行きたいという要求
食べ物あるいは飲み物が欲しいという要求
要求が無視されている
コミュニケーションの困難
介護者の働きかけへの拒絶
近くにいる人が嫌いだというサイン
他人を困らせようというとしている
過度の騒音あるいは静けさ
最近あった環境の変化
動けない人のその場所に対する不快感のサイン（例：日光のあたる場所あるいは乾燥した場所に座っている）
現在の環境に対する拒絶

ます。また，行動を誘発していると思われる本人特有の認識を明らかにすることが，チャレンジング行動の原因をみつけるうえで役立つことがよくあります（たとえば，本人は子どもを学校に迎えに行くために，家に帰らなければならないと思い込んでいる）。次節では，この点についてもう少し詳しく説明したいと思います。

表 2.2 性的脱抑制の生物・心理・社会的な原因

性的脱抑制	
生物学的原因 前頭葉障害による脱抑制 パーキンソン病薬による性行動の亢進 過剰なアルコール摂取による脱抑制 強い性欲	**心理的原因** 退屈感 落ち着かない 他の人を自分のパートナーと誤認する 自分は若く，性的対象になると信じている 身体的なケアを性的な誘いと誤解する ストレス軽減の手段 脱抑制 恐ろしいまたは望ましくない状況から確実に離れることのできる方法
社会・環境的原因 周囲に多くの異性がいる 寝室を利用できる 混乱していて言い寄ってくる異性がいる 仲間付きあいを求めている 慰めを求めている 他人の寝巻姿を見られる環境にある	

表 2.3 攻撃の生物・心理・社会的な原因

攻撃：
攻撃という言葉はきわめて主観的なものなので，注意深く行動を観察する必要がある。恐怖や不安を感じることにより多くの攻撃的な行動は生まれる。破壊的な側面もあるが，攻撃行動は，本人がその行動をとることによって状況を変えられると感じていることを示している。逆にそのような気持ちを失った場合にはうつになってしまうこともある。

生物学的原因	心理的原因
前頭葉障害	落ち着かない
頭部損傷による脱抑制	コミュニケーションがうまくとれないことによるフラストレーション
服薬による不穏状態	理解されていないことによるフラストレーション
背後にある身体的問題	自分の権利が侵害されたと感じている
感染症	見下されていると感じている（子どものように扱われる）
アルコールの過剰摂取の影響	不必要に急かされ，催促される
妄想がもとで助けを求めている	話を聞いてもらえていないと思っている
幻覚がもとで助けを求めている	身体的なケアに恥ずかしさを感じている
痛みがもとでアジテーションの閾値が下がっている	パーソナルスペースが侵されたと感じている
身体に痛いところがあって接触を避けている	残存している能力やスキルを活用できない
気質	精神障害の合併
感覚障害	脱抑制

社会・環境的原因
攻撃的な行動に寛容な文化
人物誤認
他人の意図の誤認
他者との接触が多すぎる
受け入れてくれない介護者の存在(例:年齢,性別,人種あるいは肌の色のため)
他人に触られるのが好きでない
環境が受け入れられない
外に出ることを許されない
周囲から自分は無能だと思わされている
ルールや規則に縛られるのが好きでない
介護者らの働きかけが矛盾している
過剰な刺激（例：音，光）
暑すぎるあるいは寒すぎる
蒸し暑すぎる

表2.4 衣服を脱ごうとする行動の生物・心理・社会的原因

衣服を脱ごうとする行動（裸になってしまうこと）： 　　環境面（天候，室温），体温，文化的側面がこの行動には大きく影響する。	
生物学的原因 視床下部——体温調整の障害 前頭葉障害による脱抑制 敏感肌（触覚過敏） 服薬によるかぶれ 服薬による不穏状態 パーキンソン病薬による性的行動の亢進 身体上の問題によってほてりを感じる 感染症による高熱 前立腺の問題 アルコールの過剰摂取による気分の高揚，あるいは脱抑制 昼夜の混同により，就寝のために服を脱いでしまう	**心理的原因** 退屈感 落ち着かない 用意された衣類が好きなものでない 用意された衣類が自分のものでないことについての不満 脱抑制 好み（これまであまり多く重ね着する習慣がなかった） 本人が恐れている状況を避けるための方法
社会・環境的原因 衣服を脱ごうとしていた他者をまねる 性的行為を行うための準備 文化的に，多くの衣類を着用しない，又は裸であることを問題とみなさない 暑い 蒸し暑い 部屋の日当たりがよすぎる トイレに行こうとしている 衣類がチクチクする 衣類がきつすぎたり，または大きすぎたりして，着心地が悪い 下着がきつすぎる 汗をかきやすくなるような椅子の表面の素材	

表 2.5 歩き回る行動（目的がある場合・ない場合）の生物・心理・社会的原因

目的の有無にかかわらず歩き回る行動（徘徊）： このような行動はたくさんのポジティブな側面をもっている（エクササイズ，ストレスの低減等）。したがって多くの場合，その機会を奪うのではなく，むしろ安全なウォーキングエリアを提供する方がよい。	
生物学的原因 痛みや不快感から気を紛らわせる 身体的な不快感の軽減（腰痛，便秘） 服薬による不穏状態 感染症に起因する混乱 空腹や喉の渇きで，食べ物や水を探している 夕暮れ症候群 記憶の障害によって，もともとの目的を忘れている 見当識障害	**心理的原因** 不安や恐怖の軽減 孤独感 退屈感 刺激が過剰，あるいは過少である ストレスに対する対処 エクササイズ 楽しみ 睡眠の促進 自律できているという感覚 これまでの生活習慣の継続 気分が落ち込んでいる 記憶障害や見当識障害による周囲の探索 食後の散歩
社会・環境的原因 介護者をさがしている 物をさがしている 家族をさがしている トイレをさがしている 自分の部屋をさがしている 誰かに会うため 標識が少ない （部屋の）どこに何があるかわからない 庭への出方を探している 建物から出る方法をみつけようとしている 周りの環境を把握しようとしている 周りの環境への好奇心 昼夜の明るさのサイクルがきっかけになっている	

表 2.6 逃げようとする行動の生物・心理・社会的原因

逃げようとする行動	
生物学的原因 失見当識 周囲に対する疑いや妄想 周囲が自分に対して敵意をもっていると誤解する	**心理的原因** 自由を奪われることに対する苛立ち 不慣れな場所にいることへの恐怖 周りに理解不能な行動をする人（認知症の人）がいることへの恐れ 快適さや安全を求める 時代を取り違え，自分が若く，子どもの面倒をみないといけないと考えている
社会・環境的原因 混乱しやすい環境 汚い環境 不快な臭いがしたり，とても暑い環境 関わりや刺激が乏しい環境 家族をさがしている 物をさがしている 自分の部屋をさがしている 誰かに会うため 標識が少ない （部屋の）どこに何があるかわからない 庭への出方を探している 建物から出る方法をみつけようとしている 周りの環境を把握しようとしている 周りの環境についての好奇心 昼夜の明るさのサイクルがきっかけになっている	

行動の基盤となっている本人のとらえ方・考え

　私たちのアプローチが他のグループの方法と異なる点で，ポイントとなる点の一つに，本人の認識（思い，とらえ方・考え）の役割を重視していることを挙げることができます。根底にある本人の「とらえ方・考え」こそ，チャレンジング行動としてのあらわれ方に大きく影響していると私は考えています。大事なことは，その時どきで思い浮かぶことが一貫せずに混乱しているような場合であっても，本人の行動のきっかけや維持の原因となっている本人なりの「とらえ方・考え」は特定できることが多いということです。表2.7は，一般的に行動の原因となりそうなそうした「とらえ方・考え」の例を示しています。ここでは，第1章の表1.3で示したNCBTの分類に基づき整理しました。

　こうした根底にある「とらえ方・考え」を特定し，背景情報と関連付けることで，本人の欲求を理解しやすくなります。ただし，コミュニケーションが乏しい人の場合には，何を思っているのかを把握することが困難なことがあります。そうした場合，介護者と一緒に，本人の「とらえ方・考え」に関する仮説を立てていきます。仮説の立て方については第6章で説明します。

　また，チャレンジング行動の原因に関する情報を収集するためのアセスメントツールもたくさんあります。次節ではそれらの尺度や手続きについて紹介します。

評価尺度

　ここでは，行動の原因を特定するうえで役立つと思われる尺度を紹介します。表2.8に，これまで説明した要因を評価するために利用できる尺度の例を示しました。これらの尺度をもっと詳しく知りたい場合には，Moniz-Cookらの文献[165]を参照してください。また，表2.8の中で示し

表 2.7 チャレンジング行動に影響を与える本人の考えや思い

チャレンジング行動の タイプ	根本にある「考え」とそこから生じた「思い」
動機づけの欠如に関連するもの	絶望感, 自己否定感, 学習性無気力に関連するもの 「自分は価値がない人間だ」「何をやっても意味がない」「何も変わらない」「私の望みを聞いてくれる人なんていやしない」
恐れに関連するもの	(1) 精神的脆弱性によるもの 「とにかく怖いわ。ここはどこかもわからないし, 目の前の知らない人は, 私の夫だというし……」 (2) 存在や権利を踏みにじられていると感じ, 攻撃的に反応してしまうもの 「周りの人は誰も私のことなんか考えてくれない。自分のことばかり考えていて, こんなのがまんできない!」
情報収集に関連するもの	知りたい, 理解したいと考えている 「ここがどこなのか確認をさせてくれ」「あそこへ行けば, どこにいるのかわかりそうだ」「あの人のところに行って, ここがどこなのか聞いてみよう」
抑制困難に関連するもの	衝動性や利己的な考えによるもの 「すぐに欲しいんだ」「いい胸してるねぇ」「今すぐ食べさせてくれよ」
環境のミスマッチに関連するもの	今の環境を不快に感じていることによるもの 「ここにいたくない」「がまんできない」「周りは年寄りと変な人ばかり」

た表（表 2.9 〜 2.11）は本章末にまとめて示しました。

　これら以外にも，チャレンジング行動に関するアセスメントツールには有用なものがたくさんあります。特に重要なものは，チャレンジング行動のタイプや特徴をとらえる尺度です。こうした尺度は広範すぎる，あるいは長すぎるという理由で臨床には不向きなものが多いのですが，次に紹介する NPI, CMAI[42], CBS[164] は臨床に適したものといえます。

　このうち，NPI はチャレンジング行動に関する 10 の下位尺度と二つ

表 2.8 チャレンジング行動に関する尺度やツール

領域	チャレンジング行動に関する尺度やツール
認知・神経心理学	MMSE や ADAS-cog のような認知機能に関する一般的で包括的なアセスメントがある。ACE-R や CDRS のような包括的神経心理学的な尺度が実施されることもある。また，遂行機能（たとえば，BADS）など，特定の領域に関する尺度もよく用いられる。表 2.9 は NCBT で開発された前頭葉機能をアセスメントするための尺度である。また画像検査が有効なことも多い。CT，DAT，SPECT により，機能が低下している部位を特定することができる。
薬物	現在と過去の服薬歴の記録をおさえておくことが重要である。特に高齢者はさまざまな精神的・身体的健康の問題により多剤投与の傾向がある。そのため，服薬歴を注意深く把握しておかないと，こうした薬物の悪影響に関して見過ごしてしまったり，他の原因を考えてしまったりすることがある。
身体的な困難	バイタルサイン（血液，血圧，電解質，体温，感染のチェック）をモニタリングすることが一般的である。また，痛みの有無を調べることは特に重要だが，認知症がある場合には難しい（ADD[41]）。Stolee ら[210]のレビューでは，DisDat や疼痛行動評価表（Pain Behavior Measure）が推奨されている。その他には，日常生活や身体的活動に関する Barthel Index がある。また，表 2.10 で示したように，現在 NCBT により開発中のスクリーニングツールもある。
知覚障害	近年，嗅覚的，視覚的，聴覚的な機能の障害と，認知機能の低下に関係があることが明らかにされている[77]。コミュニケーションが難しい患者の場合には視覚的あるいは聴覚的な問題が現場で見落とされてしまうことがある。そのため，そうしたことが少しでも疑われる場合には，専門機関に相談すべきである。

表2.8 チャレンジング行動に関する尺度やツール（続き）

領域	チャレンジング行動に関する尺度やツール
メンタルヘルス	認知症の人の気分に関する評価ツールとしては，コーネルうつ尺度（CDS）やDMASがよい。また，RAIDは，不安をアセスメントするための簡便で有効なツールである。rAQはもともと対人・コミュニケーション上で困難がみられ，これまで定期的にチェックが必要とされている認知症患者に用いる尺度である。
介護の実践	スタッフの関わりと本人のウェルビーイングの状態を確認する際には，認知症ケア・マッピング（DCM）が有効である。もう一つ，QUISという観察スケールがあるが，これは介護者の本人に対するプラスとなる関わり方，マイナスとなる関わり方を調べるものである。
信念／情動	行動チャート（図2.1参照）を用いて，本人の信念（とらえ方・考え）や情動をアセスメントすることができる。よりフォーマルなものとしては，NCBTが現在開発中のスケールもある（図2.2）。また，介護者の視点から，認知症の人に対する介護者の信念や態度を調べるものもある(Formal Caregiver Attribution Inventory[71, 196]と，Controllability beliefs scale[47])。

注：ADAS-cog：Alzheimer's Disease Assessment Scale-cognitive sub-scale ／ ACER：Addenbrooke's Cognitive Examination Revised，文献160 ／ ADD：Assessment of Discomfort in Dementia Scale，文献134 ／ rAQ：Relatives autism quotient，文献15 ／ BADS：Behavioural Assessment of the Dysexecutive Syndrome，文献235 ／ Barthel Index：文献152 ／ CDRS：Clinical Dementia Rating Scale，文献102 ／ Cornell depression scale：文献2 ／ CT：computerised tomography ／ DAT：dopamine transporter scan ／ DCM：Dementia care mapping，文献129 ／ DMAS：Dementia Mood Assessment Scale，文献211 ／ DisDat：Discomfort in Dementia of Alzheimer's Type，文献104 ／ MMSE：Mini-Mental State Examination，文献70 ／ MRI：magnetic resonance imaging ／ QUIS：Quality of interactions schedule，文献50 ／ PBM：Pain Behaviour Measure，文献126 ／ RAID：Rating Anxiety in Dementia，文献194 ／ SPECT：single positron emission computerised tomography

の精神神経症状に関する下位尺度の全部で12の下位尺度からなる尺度です。それぞれの下位尺度では，はじめに症状の有無を尋ねる質問があります。「有」の場合には，その症状に関する質問に詳しく答えていきます。「無」の場合には，次の症状の尺度に進みます。そして，回答者に最近1カ月間の症状の頻度と重症度を評定してもらい，それらを掛け算して総合的な重症度を算出できるようになっています。また，NPIは回答者の立場に応じてたくさんのバージョンが用意されています。その中で特に臨床的に役立つと思われるものは介護者用のものであり，そこでは介護者のストレスを測定することもできます[45, 125]。

　CMAIはアジテーション*に関するさまざまなバージョンをもつ尺度です（最も短いもので12項目版，最も長いものは29項目版）。アジテーションの下位尺度は，「身体的・非攻撃的行動」「身体的・攻撃的行動」「言語的・非攻撃的行動」「言語的・攻撃的行動」の四つのカテゴリーから構成され，それぞれ介護者のインタビューをもとに評価されます。

　CBSは25項目からなるスケールで，介護者が対応困難と感じる行動の有無，頻度，困難度をもとに総合的な困難度を算出できるようになっています。これは専門家の教示にしたがって介護者に評価してもらうものであり，妥当性と信頼性が十分示されている尺度です。

　Johnsonら[123]は，チャレンジング行動の中で攻撃性に絞り，関連する七つの評価尺度についてレビューを行いました。この文献では，どのような場合にどの尺度を選択すべきかといった観点から，各尺度の特徴が述べられています。ここで挙げられたもの以外にもさまざまな尺度があります。それらについて知りたい場合は，Ballardら[11]，Burnsら[28]，NevilleとBryneのレビュー[175]を参照するとよいでしょう。た

＊訳注）アジテーション：Cohen-Mansfieldら（1986）は，本人の欲求や混乱が直接の原因となっていると思われても，遭遇した周囲の人にはそのことが理解できないような不適切な言葉，発声，動きを「アジテーション」と呼んだ。
　　　Cohen-Mansfield, J. and Billing, N. (1986) Agitated behaviors in the elderly : I. A conceptual review. *Journal of the American Geriatrics Society*, 34 (10), 711-721.

だし，そこで紹介されている尺度の多くは，臨床よりも研究向きなものであることに注意してください。一方，次の図2.1と図2.2で示した二つのチャートは，臨床で使用することを念頭に考案したもので，介護者から問題行動に関する情報を収集するために，NCBTで実際に活用しているものです。このうち，図2.1は，いわゆる標準的なABC行動チャートではありますが，特に利用者の感情面の記録を重視しているのが特徴です。

　図2.2は，チャレンジング行動に影響を与えている本人のとらえ方・考えについて，スタッフが理解しやすいように近年作成されたものです。はじめのページに次のような手順の説明があります。

行動に関するチャートの手順

Step1：チャレンジング行動のタイプを明らかにする。
Step2：チャレンジング行動に関係する出来事の詳細を記述する。このステップは2段階からなる。まず，チャレンジング行動に関する情報を記述する。次に，周りにいる者がチャレンジング行動にどのように反応したのかなど，すべての結果についての詳細を記述する。

　　本人のチャレンジング行動
　　　　→チャレンジング行動への他者の反応や結果

Step3：チャレンジング行動の原因・理由を明らかにする。そのために表（表2.1～2.6）を活用する。
Step4：本人の立場で考えてみる。つまり本人がそのとき思ったことを推測してみる。そして，そうした本人の思いやその根底にある考えが，チャレンジング行動にどうつながっているかを推理する。
Step5：本人やチャレンジング行動が起こった状況に関する情報をうまく活用し，最もよいと思われる方法でチャレンジング行動に対処し，問題解決を図っていく。

############################## さんの行動チャート

| 標的行動： |
| 上記の行動のエピソードについて記録してください（日中／夜間） |
| 目的：発生頻度や発生した状況を記録する |

日時	行動の直前にその人は何をしていましたか（A：先行子）
その行動はどこで起こりましたか	
	何が起こりましたか（B：実際の行動）
どのスタッフがかかわったときに起こりましたか（イニシャル）	

その行動を起こしたときに，その人は何と言っていましたか

その行動を起こしたときに，その人はどんなふうにみえましたか
怒り　　　　　　　　　不満
不安　　　　　　　　　幸福
退屈　　　　　　　　　苛立ち
満足　　　　　　　　　不快
うつ　　　　　　　　　落ち着かない
絶望　　　　　　　　　悲しみ
恐れ　　　　　　　　　心配

その行動に対し，どんなふうに反応しましたか，またどのような解決策がとられましたか（C：結果）*

A：先行子とは，行動の生起の直前の状況であり，行動のきっかけとなる，あるいは行動を確立するものである。

B：行動とは，単純にスタッフから見た実際の行為である。スタッフは，行動を解釈せず，ありのままの詳細を記録するように教示される。

C：結果とは，行動障害に対する他者の対応・反応である。結果についての分析により，利用者がその行動を起こすことで，何を得ている可能性があるのかがわかる。また結果を分析することで，行動がスタッフの不用意な対応によって強化されていないかをチェックすることができる。

＊原注）この情報はセラピストにとって介入のヒントとなるもので，スタッフのどんな対応が改善につながるのか（つながらないのか）手がかりを与えてくれる。

図 2.1　ABC 分析に NCBT のアプローチで用いた項目を加えた行動チャートの例

チャレンジング行動のタイプ	
介護者の反応を含めたチャレンジング行動に関する記述 　―チャレンジング　　行動	
―チャレンジング　　行動への他者の　　反応と結果	
チャレンジング行動の原因	
チャレンジング行動のきっかけとなる本人の思い	
考えられる解決策	

図2.2(a)　介護者の反応や信念を組み込んだチャレンジング行動のチャート

チャレンジング行動のタイプ	攻撃
介護者の反応を含めたチャレンジング行動に関する記述 ―チャレンジング行動	ピーターはメアリーの肩に手を置き、隣に座るように求めた。
―チャレンジング行動への他者の反応と結果	看護師がピーターにメアリーから離れるように言い、彼女の肩からピーターの手をどけた。この後、ピーターは看護師を殴ろうとし、手が看護師の口に当たった。
チャレンジング行動の原因	ピーターは認知症のためにメアリーを自分の妻だと誤認しており、彼女が自分と一緒に居たくないと思っていることに苛立っていた。 看護師が彼の手をメアリーからどけたとき、邪魔をされたと思い怒り出した。
チャレンジング行動のきっかけとなる本人の思い	こいつは私の妻なのだから、私が言った通りにするのが当然だ。 （看護師がピーターの手をどけた時） 私から離れろ！（妻との）邪魔をするな！
考えられる解決策	1. 最近のメアリーはピーターの妻に似ている。そのため、美容院にメアリーの髪のカラーリングを依頼してスタイルを変える。 2. ピーターの妻の写真をもってきて、継続的に彼と写真について話をする。 3. たとえば瓶の蓋を外す作業を手伝ってもらうなどしてピーターの気をそらし、その間にメアリーにその場から離れてもらう。

図 2.2 (b) 記入例

表2.9 前頭葉機能観察尺度（FOT）

困難	困難の実際の様子
保続	同じ言動を何度も繰り返す
反応の抑制困難	本来のその人らしくない攻撃的あるいは性的な言動で，コントロールができない
他人の感情を害する言葉	他人を苛立たせたり，動揺させるようなひどいことを言う
衝動的な行動や感情	「出し抜け」に突然危険な行動をとる。突然感情を爆発させる
短期記憶や作業記憶の低下	当日の出来事を正確に思い出すことができない（朝食や活動等）
物品の認識はできるが，使い方はわからない	物の名前は出てくるが，それを使用することができない（フォークの名前は出てくるが，使い方はわからない等）
人や活動への過度な執着	（特定の）人や物に繰り返し注意が向いたり，話をしたり，触ったりする。行為や活動を繰り返す
意思決定能力の低下	選択肢の中から選んだり，次に何をすべきかを決定したりすることができない（着る服を決めたり，食事の時に食べるものを選んだりすることができない等）
プランニングの低下	問題にどう取り組めばよいのかわからない。たとえば，問題が発生したとき，どこから対処し始めればよいかわからない，あるいは問題の本質を捉えることができない（新しいものを置く前に，テーブルの上のものを片付けることができない，買い物に出かける前に買う物リストを書き出しておいたほうがよいということがわからない等）
順序立てて物事を処理する機能の低下	論理的に順序立てて行動することができない（順序よく身支度を整えることができない，あるいは下着を脱ぐ前に用を足してしまう等）
具体的思考	抽象的に物を考えることができない。会話が極端に直接的な意味で解釈される傾向がある（もし「it will all come out in the wash」〔すべて明らかになるだろう〕と言うと，洗濯のことだと思ってしまう）
作話	記憶が欠落しているところを埋めるために話や説明をつくってしまう傾向がみられる

表2.9 前頭葉機能観察尺度（FOT）（続き）

困難	困難の実際の様子
洞察力の欠如	現在の課題や限界に気付いていない。そうした限界にともなう危険が理解できない（自宅ではひとりで生活することが難しいことを十分に理解していない等）
集中力の低下	何ごとにも，時間が長くなると集中することができない（テレビを見ることや読書等）。注意がすぐに他の何かに移ってしまう
転導性	周りで起こっていることに，いとも簡単に注意をそらされてしまう。課題に取り組んでいるときに，誰かまたは何かに課題を中断されると，興味を失ってしまう（音等）
アパシー	刺激されても，感情的な反応がみられない
多幸	極端に高揚する，あるいは不適切なほど大声で笑う

注：それぞれの項目を5件法で評価する（まったくあてはまらない～完全にあてはまる）

表 2.10 紹介時(初診時)にスクリーニングを行うべきチャレンジング行動の原因

重要な領域	問題の種類	チャレンジング行動の原因となりうる問題の例
加齢による問題	感覚の障害	視覚・聴覚の障害
	痛み	関節炎,歯の痛み
生理的・身体的問題	せん妄	混乱
	便秘	不快感,歩行障害,易怒性
	脳卒中	混乱
	血管の問題	突然のスキルの低下
	感染症	尿路感染,蜂窩織炎(ほうかしきえん)
	糖尿病	自己洞察や遂行の能力が変動しやすい
	癌	脳転移
	甲状腺	亢進(興奮),低下(混乱)
メンタルヘルスの問題	精神病	幻覚,妄想
	うつ	易怒性,情緒不安定,睡眠障害
	不安	安心感を求める
	その他	強迫性障害,社交恐怖,トラウマ
薬物	抗精神病薬	混乱
	ベンゾジアゼピン系薬剤	過鎮静
	抗パーキンソン病薬	性的行動の亢進
	鎮痛剤	便秘
	スタチン系薬剤	興奮
環境	混乱,失見当識,退屈感	騒音,まぶしい光,におい,人込み
病前のパーソナリティ	気質と発達	知的障害,自閉症,パーソナリティ障害

表 2.11 チャレンジング行動の原因となりうる認知機能障害

重要な認知機能の領域	行動の困難の種類
記憶	新しい記憶を保存することができないため（短期記憶が障害されている），話したことやしたことをすぐ忘れる
	再認の困難，物や人を誤認する
前頭葉障害	衝動性，脱抑制，アパシー
	系列化，プランニング，判断，意思決定などの障害
見当識の低下	日付，自分の年齢，名前，今いる居場所が言えない
自己洞察レベルの低下	自分自身の障害の程度や自分のできることがわからないため，危険な行動をとる可能性がある
注意力と集中力の低下	集中できない，気が散りやすい
感情調節機能の障害	過度に笑ったり，泣いたりする
コミュニケーションの困難	理解や意思表示に問題があるため，フラストレーションやアジテーションにつながる

注：完全版のアセスメントには，その人の過去や現在の生活の調査や，行動の困難に関するより詳細な分析が含まれる。表中で概説されたものの中にも，より詳細な評価が必要なものもある。

第3章

向精神薬を使ったチャレンジング行動の治療

はじめに

　非定型抗精神病薬であるリスペリドンは，チャレンジング行動を治療するために使用が認められた唯一の向精神薬＊です。ただし，自傷他害の可能性があり，攻撃性が持続的にみられるような中等度から重度のアルツハイマー型認知症の人にのみ使用すべきです。リスペリドンの使用が認められているのは短期間の使用（6週間）であり，かつ，使用以前に非薬物的な治療が試みられていることを前提としています。また，医師がリスペリドン以外の薬を処方しているとすれば，その処方は「適用外」ということであり，細心の注意を払って使用されなければなりません。しかし，チャレンジング行動の治療のための処方について歴史的に振り返ると，かつては注意も制限も何もされていませんでした[12]。たとえば，Holland[95]によると，「攻撃的であったり，叫んだりするような人には『鎮静すること』が必要」というロジックに基づいて，抗精神病薬（メジャートランキライザー）が，チャレンジング行動に対して過

＊訳注）わが国における認知症のチャレンジング行動に対する向精神薬の使用については，「かかりつけ医のためのＢＰＳＤに対応する向精神薬使用ガイドライン」（http://www.mhlw.go.jp/stf/houdou/2r98520000036k0c-att/2r98520000036k1t.pdf）が詳しい。

剰かつ不適切に処方されてきた長い歴史があるとされています。そうした，症状を鎮静させる，落ち着かせるために薬が過剰に処方されてきたという見解は，多くの主要なレビュー[12, 199, 188]や，英国のガイドライン（National Dementia Strategy for England）[57]，英国政府報告[6, 14]で繰り返し指摘されています。しかし，このような懸念があっても，薬物療法がチャレンジング行動の治療において最も重要な役割を果たしているという認識は重要です。特に，行動の背景にある原因（痛み，卒中，感染症，抑うつ，精神病）を治療するために使用される場合や，第1章の図1.2で概説したプロトコルに従って使用される場合は，とても重要な役割を果たします。

この章では，次のような点について述べます。

- チャレンジング行動の治療に用いられる向精神薬の種類とその副作用の概要
- これらの薬の使用を支持するエビデンスは乏しい
- 処方に関するガイドラインがいくつか存在している
- 薬物療法の代替となるアプローチは存在しているが，その利用のためのガイドラインは概して乏しい

問題の概要

近年，チャレンジング行動の治療における向精神薬の使用は大きな注目を集めています。これは，向精神薬の効果に疑問を投げかけるようなエビデンスが増えているためで，その多くが主に副作用への懸念を示しています。実際に，向精神薬，特に抗精神病薬が本人にとっての利益となっているかどうかは今も疑問が残ります[157]。このような問題は，訴訟に発展したり，家族等からの苦情につながりかねません。

チャレンジング行動の治療における薬の処方は常に難しい問題です

が，これは，高齢者では代謝速度が遅く，低用量でも毒性が高くなってしまうことが一因となっています。しかし，問題となるような薬の副作用の多くは，ある種の薬が与える人体への強力な悪影響によるものです。また，多剤投与も問題です。多くの高齢者がさまざまな身体的，精神的な健康状態により，多くの種類の薬剤を投与されています。加えて，同じ種類の薬剤の多剤投与についても懸念が増しています。たとえば，最近の The Psychiatrist では，複数の抗精神病薬の処方に対して強い難色が示されています[214]。認知症の人への薬の処方に関する状況はより複雑です。なぜなら，診断が過小評価され，処置が不十分である状態（たとえば疼痛や抑うつ）もあれば，過剰に処方がなされる状態（たとえばチャレンジング行動）もあるからです。また，そうした問題がそれほどみられない場合でも，特に介護現場においては，頻繁に報告されている薬の誤処方や誤用によって状況は悪化します[16]。Barber の調査によれば，介護施設の入所者の70％以上が少なくとも1回は薬の誤用を経験しており，たいていの場合，それは誤処方や服薬の誤りであったことが示されています。こうした誤りの理由としては，医師が入所者とあまり顔を合わせない，あるいは入所者のことを知らない，職員の仕事量が多すぎる，職員や薬剤師のトレーニングが不足している，チームワークや記録管理が十分ではない，といったことが挙げられます。また特に，プライマリケア*の医師（たとえばかかりつけ医）による処方の改善は重要です。彼らはセカンダリケア（二次ケア，専門ケア）の医師と同じようには，サポートや専門的知識や資源をもっていません。実際，チャレンジング行動への薬の処方の複雑さや，患者が死亡することへの懸念，訴訟への恐れから，難しい症例に対して薬を処方しようとしないかかりつけ医もいます。

---

*訳注）プライマリケア：初期診療（一次診療）

表 3.1 チャレンジング行動の治療に用いられる薬

薬	目的
抗精神病薬 (精神安定剤やメジャートランキライザーとも呼ばれる) ・**定型** (ハロペリドール,クロルプロマジン,プロマジン等) ・**非定型** (クエチアピン,アミスルプリド,リスペリドン,オランザピン等)	精神病症状の治療に使用される,作用の強い薬ですが,認知症における幻覚や妄想にともなってあらわれる,攻撃性やアジテーションのコントロールにも有効だと信じられています。定型と非定型という二つのタイプがあり,定型とは古いタイプの薬で,新しいタイプの薬である非定型よりも副作用が強い傾向があります。非定型の薬は,鎮静作用が小さい傾向があります。抗精神病薬は特に重度の副作用をもたらす危険があるため,レビー小体型認知症のような特定の種類の認知症に使用すべきではありません。
ベンゾジアゼピン／鎮静剤 (ロラゼパム,ジアゼパム,ニトラゼパム,テマゼパム等)	鎮静のためや睡眠を促進するために使用されます。明らかな精神病症状がないときにも使用されることがあります。これらの薬は,短期間の使用でのみ有効であり,依存性や転倒の問題があります。
抗うつ薬 (シタロプラム,トラゾドン,セルトラリン,ミルタザピン等)	別個の症状としての,アパシーや抑うつの治療に使用される薬です。抗うつ薬の中には鎮静作用があるものがあり,チャレンジング行動の治療にも使用されることがあります。
抗てんかん薬 (カルバマゼピン,バルプロ酸ナトリウム,ガバペンチン)	これらの薬は,過剰な脳の電気的活動を抑え,正常な機能へ戻すものです。
抗認知症薬 アセチルコリンエステラーゼ阻害剤(ドネペジル,リバスチグミン,ガランタミン),メマンチン	本来は,認知症と診断された人の認知機能の低下の進行を遅らせたり,認知機能のパフォーマンスを高めたりするための薬です。予備的な研究の結果からですが,いくつかの行動上の問題の治療にも効果的であることが示されています。アセチルコリンエステラーゼ阻害剤はアパシーに,メマンチンはアジテーションの治療に役立つと考えられています。

チャレンジング行動の治療に用いられる向精神薬

　チャレンジング行動の治療に用いられる主な薬について，概略と簡潔な説明を示します。また，表 3.1 に示したように，薬の種類について解説を加えます。

抗精神病薬

　認知症のある施設入所者の 30 〜 40％は，病気の進行過程の中で，妄想や幻覚をともなう精神病症状があらわれることがあります。これらの症状は一時的で，自然に解決することもありますが，症状が持続する場合には，多くが抗精神病薬の短期の使用が適切な治療となります。しかし，残念ながら，抗精神病薬のような強い作用をもつ薬が，明らかな精神病症状が認められない場合でも処方される傾向にあります。そして，一度処方された薬が中止されない場合があります。たとえば，米国において 1987 年にガイドラインが導入される以前は，施設入所者の 43 〜 55％に抗精神病薬が処方されていたと推計されています。英国のナーシングホームの調査では，施設入所者の 24％[145] から 36％[52] に抗精神病薬が処方されていたと示されています。より軽度の人が利用するレジデンシャルホームでも処方の割合は高く，29％と示されています[52]。

　こうした薬の処方の割合が高いことは非常に問題といえます。というのは，チャレンジング行動に対する抗精神病薬の有効性に関するエビデンスのレベルはあまり高くないからです。厳密に統制された五つの非定型抗精神病薬の治験に関するシステマティック・レビューでは，その使用を支持するには不十分なエビデンスしか得られませんでした[137]。アジテーションと攻撃性に絞って行われた最近のレビューでは[14]，6 カ月を超える長期的使用に関する効果は得られませんでした。ただし，攻撃性に対しては，いくらかの短期的効果があることが報告されています。Banerjee[14] の推計によれば，抗精神病薬によって改善がみられるのは

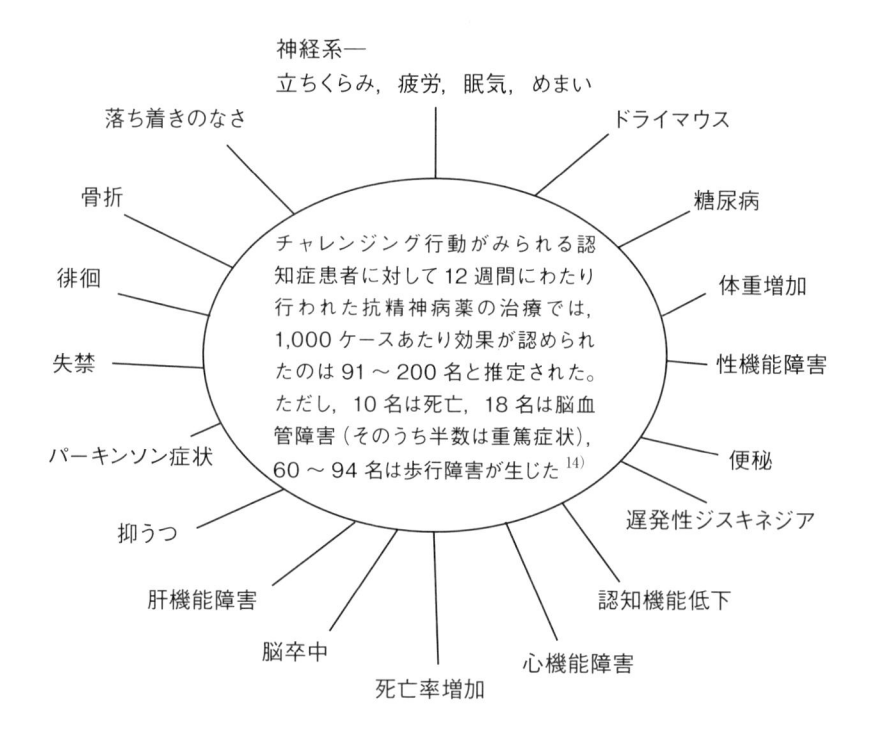

```
            神経系―
            立ちくらみ，疲労，眠気，めまい
    落ち着きのなさ              ドライマウス

  骨折                              糖尿病

  徘徊    ┌─────────────────┐    体重増加
         │ チャレンジング行動がみられる認   │
  失禁   │ 知症患者に対して12週間にわたり  │  性機能障害
         │ 行われた抗精神病薬の治療では，  │
         │ 1,000ケースあたり効果が認められ │
         │ たのは91～200名と推定された。  │    便秘
         │ ただし，10名は死亡，18名は脳血  │
  パーキンソン症状 │ 管障害（そのうち半数は重篤症状），│
         │ 60～94名は歩行障害が生じた14)   │  遅発性ジスキネジア
         └─────────────────┘
    抑うつ                         認知機能低下

    肝機能障害                    心機能障害
            脳卒中     死亡率増加
```

図3.1 抗精神病薬の副作用

全体（年間36,000ケース）の20%にすぎません。また，多くのレビュー論文において，抗精神病薬の使用への警告が発せられています。これは，死亡率や転倒，眠気，パーキンソン症状，運動障害，薬物過敏性のリスクの増加，認知機能の低下を早めるといった副作用に関するエビデンスが十分に揃っているためです[146]。さらに，チオリダジン*による心機能障害や，リスペリドンやオランザピンの服用による脳血管障害のリスクの増大には，特に気をつけなければなりません[188]。図3.1は，抗精神病薬のリスクを全体的に図示したものです。こうしたリスクは，投薬量

＊訳注）チオリダジン：塩酸チオリダジン。日本では2005年末に販売中止になったメレリル。

を最低限に抑えることや，必要な投薬量について注意深くモニタリングすることによって最小化することができます。

これらの薬の用法に関する臨床的な指針としては，Ballardら[12]のものがあります。その原則には，「こうした薬剤の使用は，重度の身体的な攻撃性に対する短期的なマネジメント（12週以内）に限るべきだ（p.249）」と書かれています。最新の国家的なガイドラインとしては，英国政府の諮問委員会が関係省庁の大臣に提出した報告書「Time for Action（今こそ，実行すべき時）」[14]があります。Banerjeeは，2010年1月から3年以内に抗精神病薬の処方を66％削減するという大きな目標を打ち出し，抗精神病薬の削減を強く要望しました。そのために英国保健省（Department of Health；DoH）が挙げている推奨項目には，「国，自治体主導による実施」「薬剤使用に関する監査の実施」「監査手順の改善」「スタッフトレーニングの実施」「予防戦略への取り組み」など，11項目が含まれています。

ベンゾジアゼピン系（鎮静剤）

ベンゾジアゼピン系薬剤は，単独でも，他の抗精神病薬との組み合わせでも，チャレンジング行動の治療に使用されています。ベンゾジアゼピン系薬剤は鎮静剤であるため，不安やアジテーションを軽減し，睡眠を促すために広く使われます。抗精神病薬への批判を受けて，近年，ベンゾジアゼピン系薬剤の使用が増加していると指摘されています[20]。BisharaらによるNHSトラストでの薬の処方パターンを調査した報告では，ベンゾジアゼピンはチャレンジング行動に最も効果のある薬剤とはいえませんが，病棟によっては最も一般的な薬剤として使用されているところもあることが指摘されています。

有益な結果も示されている一方で[156]，症例報告や事例研究から，ベンゾジアゼピン系薬剤が認知症の人のアジテーションや混乱，転倒の増加につながることが示されています[93, 231]。結局のところ，Sinkら[199]

は，ベンゾジアゼピン系薬剤はチャレンジング行動の治療，特に長期の処方は避けるべきであるとしています。最近では，認知症におけるアジテーションに関する専門家委員会が発表した初期のレポートと同じように[67]，ベンゾジアゼピン系薬剤は不安を和らげるための一時的，短期的な使用を除いて用いるべきではないと考えられています。

抗うつ薬

抗うつ薬は，認知症の人のアパシーや抑うつの治療に使われることが多いはずですが，こうした目的にはあまり使用されていないという指摘もあります。認知症の人では，抑うつは易怒性の増加や集中力の悪化と関連することがあるため，チャレンジング行動の原因あるいは増悪因子にもなりえます。新しい抗うつ薬には睡眠障害や食欲の障害，不安や強迫的行動の治療に有効なものもあります。抗うつ薬を選択する際に考慮すべきことは，その人の現在の様子の正確な特徴や考えられる影響です。これには，胃の不調や口渇，便秘，目のかすみやめまい，体重増加，糖尿病といった副作用が挙げられます。

Pollockら[181]は，精神病症状には抗うつ薬が効くものがあることを報告しています。ただし，この効果は明らかに間接的なものです。というのも，他の精神病症状に抑うつがともなっていることが多いからです[208]。Pollockら[181]の研究は，チャレンジング行動の治療に抗うつ薬（シタロプラム）が有効であることを示した数少ないRCTの一つでした。この研究では，入院患者用NRS（Neurobehavioural Rating Scale）[138]の「アジテーション」と「易変性」に有意な減少が示されました。しかし，これまでの研究を総括したSinkらのシステマティック・レビューによると（これには5件のエビデンスレベルの高い研究が含まれています），抑うつ症状をともなわないチャレンジング行動では，多くの場合抗うつ薬は有効ではありません（ただしBallardら[12]は最近のレビューの中で，アジテーションの治療におけるシタロプラムの有効性を再び主張してい

ます)。

抗てんかん薬

　チャレンジング行動の治療ではそれほど多く用いられるわけではありませんが，この種の薬はてんかん発作の兆候がみられるときに用いられます。その他の状況ではあまり効果的ではないとされ[199]，眠気などの副作用がでる可能性もあります[200, 213]。Porteinsson ら[180]は，バルプロ酸ナトリウムを投与した群とプラセボ群の間には効果に差がなかったことに加え，投与群では過鎮静や脱力，呼吸器系の障害といった副作用もみられたことを報告しています。Sink によるレビューでは，バルプロ酸の効果を調べるために3件の RCT による治験を分析し，その効果がないことを示しています[199]。さらに最新のレビューでも同様の結果が示されています[12]。ただし，アジテーションや攻撃性の治療において，カルバマゼピンの効果について予備的であるもののエビデンスが得られたことは注目すべきことです。抗てんかん薬の使用にあたっては，これらが毒性をもつこと，高齢の患者に広く使用される他の薬と相互に悪影響を及ぼし合う可能性があることに留意することが必要です。

抗認知症薬

　Ballard らのレビュー[12]は，アセチルコリンエステラーゼ阻害剤が，認知機能を高めるといった本来の効果以上に，アジテーションやアパシーの治療に有効である可能性を示唆しています。この結果を支持するものとして，Ballard らはメタ分析によるレビュー[222]と，ドネペジルの中止が有意に行動上の問題を悪化させるという，治療中止事例に関する分析[98]を引用しています。しかし，12週にわたる大規模な RCT ではチャレンジング行動への効果がみられない結果も示されたため，結論には至っていません（文献12を参照）。
　また，現在までに十分に統制された RCT は行われていませんが，メ

マンチンの使用についてよい結果が報告され始めています。Ballardら[12]によると，メマンチンは，アジテーションを示している人にとって，抗精神病薬の代替となる効果があるかもしれないとされています。しかし，このような楽観的な見方は時期尚早かもしれません。なぜなら，メマンチンの効果を支持する現在のエビデンスの多くは，さまざまな異質の研究データをプールして得られたものだからです[79, 147]。

　ここでは向精神薬に焦点を当てましたが，その他の薬にも認知症の人のウェルビーイングの維持に有効なものがあることに注目すべきです。たとえば，Cohen-Mansfield[39]は，痛みを和らげることによってチャレンジング行動を有意に軽減できることを示しました。彼女の研究では，対象となった認知症の人の多くは痛みを訴えてはいませんでしたが，医師によって身体の状態が確認され，薬が処方されました。これは関節炎や慢性の腰痛，骨折などがあれば痛みを感じているはずだという医師の考えに基づくものでした。

考察

　現在，現場の医師は，チャレンジング行動をどのように治療したらよいのか非常に困っている状況にあります。そのため，彼らは専門機関にわかりやすいガイドラインを示してもらうことと，治療の標準化を求めています[20]。このことは，英国の老年精神科の専門医すべてを対象とした「専門医の意見調査」でも強調されている点です[20]（ただし，この調査の回答率は35％〔59名〕でした）。この調査は，薬剤処方の現状を調査することを目的としたものでした。調査では，あらかじめ三つの場面を設定し，参加者にその場面ごとにどの種類の薬を処方するのが妥当であるかを回答してもらいました。一つ目の場面は，認知症に関連した精神病症状を呈する人の場面です。二つ目は，攻撃性やアジテーションの兆候がみられる人の場面です。三つ目は，大声や徘徊，脱抑制などの

表 3.2 Bishara による三つの場面において選択された向精神薬トップ 5

精神病症状	アジテーション，攻撃性	大声，徘徊，脱抑制
クエチアピン	クエチアピン	クエチアピン
アセチルコリンエステラーゼ阻害剤	ベンゾジアゼピン	トラゾドン
アミスルプリド	アミスルプリド	ベンゾジアゼピン
ベンゾジアゼピン	トラゾドン	アセチルコリンエステラーゼ阻害剤
リスペリドン	アセチルコリンエステラーゼ阻害剤	アミスルプリド

複数の症状がみられる人の場面です。表 3.2 に，この調査の結果として三つの場面それぞれにおいて示された，処方が正しいとされる上位五つの薬をまとめました。

さらにそれら精神科医の意見が適切に実際の臨床を反映しているかどうかを調べるため，病棟におけるチャレンジング行動への処方に詳しい薬剤師にも同じ場面を用いて調査を実施しました。それによると，実際に最も頻繁に処方されていた薬剤はベンゾジアゼピンであることをはじめ，薬剤師の結果と精神科医の回答ではいくつか食い違う点がみられました。

こうした食い違いはこの分野ではよくあることのようです[105]。そのため，これまでチャレンジング行動に関する多くの優れた実践ガイドラインが出版されています（たとえば，Omnibus Reconciliation Act OBRA 87[201]，文献 57，101，136，197）。OBRA ガイドラインは米国で制定されたもので，認知症の人への抗精神病薬の使用を制限しています。また，これらのガイドラインでは，服薬に関するモニタリングは処方した医師ではなく介護施設が責任をもって行うべきだと述べられています。OBRA が導入されてから，米国では抗精神病薬の使用は 3 分の 2

になりました。英国のガイドラインでは[101]、問題が重篤な苦痛をもたらす、あるいはその人や他人を危険にさらすことのない限り、心理的または環境的マネジメントを第一選択のアプローチにすべきであるとしています。さらに、多くの困難な症状は一時的で自然に回復するため、3カ月間症状がみられなくなった場合、または症状が寛解した場合は、その後の薬物治療を中止することが推奨されています。先に述べたように、最新の英国政府の指針では、抗精神病薬の使用を66％削減することを求めており、この目標への進捗状況は1年ごとに確認される予定です[14]。目標を達成するために、Banerjeeによる保健省の報告では、地域のかかりつけ医に対して、チャレンジング行動を示す人々の状況を改善するためにリーダーシップを発揮するよう求めています。ガイドライン開発に関する最近の取り組みの例として、HolmesのHampshire Partnership Foundation Trust＊があります[96]。このオープンアクセスのガイドラインでは、行動の種類ごとにそれぞれ薬剤への反応が異なる（たとえば、アパシーの群はアセチルコリンエステラーゼ阻害剤によりよく反応する）という、McShaneら[146]やGauthierら[80]のエビデンスを利用して、チャレンジング行動のタイプごとに治療の手引きを作りました。第1章の図1.2に示した私たちのプロトコルは、Holmesのプロトコルに基づいており、多くの推奨事項が共通しています。一方で私たちはHolmesのプロトコルよりも非薬物的なアプローチの使用を重視しています。実際、Holmesの論文では薬剤と投薬量については詳しい記述がなされている一方で、心理的なアプローチに関する情報は不十分なものでした。これはとても残念なことです。というのは、実際のところ、心理的アプローチは薬物治療以上に詳細なガイドを必要とするからです。もし治療プロトコルが心理的なアプローチの使用に関しても真剣

＊訳注）Hampshire Partnership Foundation Trust：ファウンデーション・トラストとは、イギリスの地域の専門病院（トラスト）の形態の一つ。イギリスの医療システムについて参考になるものとして『公平・無料・国営を貫く英国の医療改革』（武内和久・竹之下泰志著、集英社、2009）がある。

に考えているのならば，その方向性をきちんと示し，リーダーシップを発揮できるものにすべきです。

最後に，向精神薬に関連した問題に対して精神科医の意識が急激に高まってきたことは確かなことです。しかし，現在のガイドライン，特に抗精神病薬の使用を3分の2減らすことが示されたことで，彼らは苦しい立場にあるといいます[20]。彼らの多くは，相当な投資がない限り，国のガイドラインに沿って実行していくことは非現実的であり，実施不可能であると感じています[20, 241]。彼らの現在の状況を理解してもらうために，「専門医の意見調査」からの引用を以下に示します。

> 我々の調査からは，BPSDのマネジメントのための薬剤の使用は，専門家（精神科医）から支持されていないことがわかりました。それよりも専門家は効果的で十分な看護を投入し，いろいろな非薬物的な手法を使用したいのです。しかし，実際に利用できる手法は乏しく，そのことが主な原因となり，現場で非薬物的な方法をとることが難しくなっています。また，薬に頼ることなくBPSDのある人たちをマネジメントするために十分な職員数，効果的なトレーニング，そして適切な施設といったものへ投資するため，より多くの資源が国家的に必要であると思われます。（文献20, pp.951-952）

この引用では，非薬物的なアプローチが支持されています。しかし，この分野では，一つの方法だけで治療するのではなく，さまざまな方法を効果的に利用する複合的なアプローチが求められています。このようなことを実践するためには，臨床家はそれによってもたらされる変化のメカニズムを考えて治療を行う必要があります。たとえば，抑うつと攻撃性の両方がみられたある事例では，見立てをもとに導き出された「変容メカニズム」から，攻撃性に対して行動論的な手段を用いる前に，まず抑うつに薬物治療を行うことが必要であると考えられました。これは，

抑うつがあまりにも重篤で，このままではセラピストや介護者と有意義な関係を築くことがまったくできないと考えられたからです．

まとめ

　Banerjee[14)]は抗精神病薬の使用に関する有用な提言を行いました．しかし，私はチャレンジング行動に対する薬物治療自体が危うい状況であるといっても過言ではないと思います．たとえば，処方のプロトコルの矛盾点，効能や副作用についての懸念，そして混乱し怒りを覚えた家族からの訴訟の懸念などの問題を抱えています．さらに，薬の代わりとなるものに関しても具体性が欠けていることもあり，この状況はいっこうによくなっていません．現在は非薬物的なアプローチが治療の第一選択肢として提案されてはいますが，より具体的なガイドラインが示されない限り，それはやや非現実的といってよいでしょう．

　心理的なアプローチのこの問題が改善されなければ，ほぼ薬という選択肢しか残されていません．しかし，薬物療法の効果のエビデンスも不十分であるため，向精神薬の処方は，非薬物療法と組み合わせて行われるのでなければ，非倫理的ともいわれかねません．薬物療法のガイドラインやアルゴリズムでは，薬物療法が必要であると考えられる状況であっても，個人に合わせて調整されるべきであると示されています[86)]．さらに，Jackson[105)]によると，どんな薬であっても副作用を見逃さないためには，注意深く観察と見直しを行い，まだ投薬が必要であるか，必要な投与量がどの程度なのかを定期的に評価しなければなりません．さらにJacksonは，薬の使用のあり方について「少量から開始する；ゆっくりと治療していく；定期的に見直す；できるだけ早く中止する」と述べています．

第4章

心理的アプローチとその他の非薬物的アプローチ

はじめに

　英国内外の報告やガイドラインでは，チャレンジング行動の治療における非薬物的モデルの役割が重視されるようになっています（国際的なものは Vernooij-Dassen ら[227]，英国内のものは National Dementia Strategies〔認知症国家戦略〕2009, 2010；NICE Guideline for Dementia〔国立医療技術評価機構　認知症のガイドライン〕[177]；National Service Framework for Older People〔わが国の高齢者のサービスの枠組み〕[55]；Everybody's Business〔他人事ではない高齢者のメンタルヘルス〕[56]）。こうした要請は，どんな障害や状態であれ，誰もが心理療法を受けられるようにしようとしている近年の保健省の方向性と合致するものです[57]＊。しかし，非薬物的アプローチのニーズが高まる一方で，どのアプローチを使うべきなのかという点に関しては，あまりコンセンサスが得られていません。また，この領域では古くから心理的アプローチが利用されていたにもかかわらず，チャレンジング行動に対するエビデンスは乏しい状況です。Orrell と Woods[178] は，こうした心理的アプローチのエビデンス不足が，管理者にとってケアの計画を立

＊訳注）日本の場合とシステムがかなり異なる。

てづらくしており，また薬物療法との比較も難しくしているといいます。そこで本章では，これまでの非薬物的アプローチの研究をレビューし，少しずつではありますがエビデンスが蓄積され始めていること[141] を示したいと思います。この章では，次のような点について述べます。

- 多くのチャレンジング行動は，介護職員により通常業務の中でうまくマネジメントされている。つまり，非薬物的介入の大半は，専門家チームに助けを借りずとも，経験豊かな介護者により実施されている。
- 数多くの心理的アプローチが存在しているが，十分なエビデンスが得られているものはごくわずかである。
- 予防的なアプローチと介入を区別することは重要なことである。介入とは，チャレンジング行動が生起してから行う対応を指す。
- 質の高い介入では，その場面で本人が具体的にどのような欲求をもっているか見立てを行い，それに基づき個別の方略がとられることが多い。また，具体的に実施する内容は比較的単純であることが多い（例：「ドアに目印をつける」「食堂ではなく，ひとりで食事ができるようにする」「庭に出られるようにする」）。
- 心理的アプローチがうまくいくかどうかは，介護者にきちんと介入を実施してもらえるかどうかにかかっている。そのため，介護者をサポートしていくことが重要となる。

一般的な非薬物的アプローチ

　図4.1 はチャレンジング行動がみられる人に対する各非薬物的アプローチの位置付けを示したものです。すでに述べた通り，現場ではチャレンジング行動は日常的にみられるので，介護者はすぐにその扱いに慣れていくはずです。頻度の点からいっても介護者によるマネジメント方

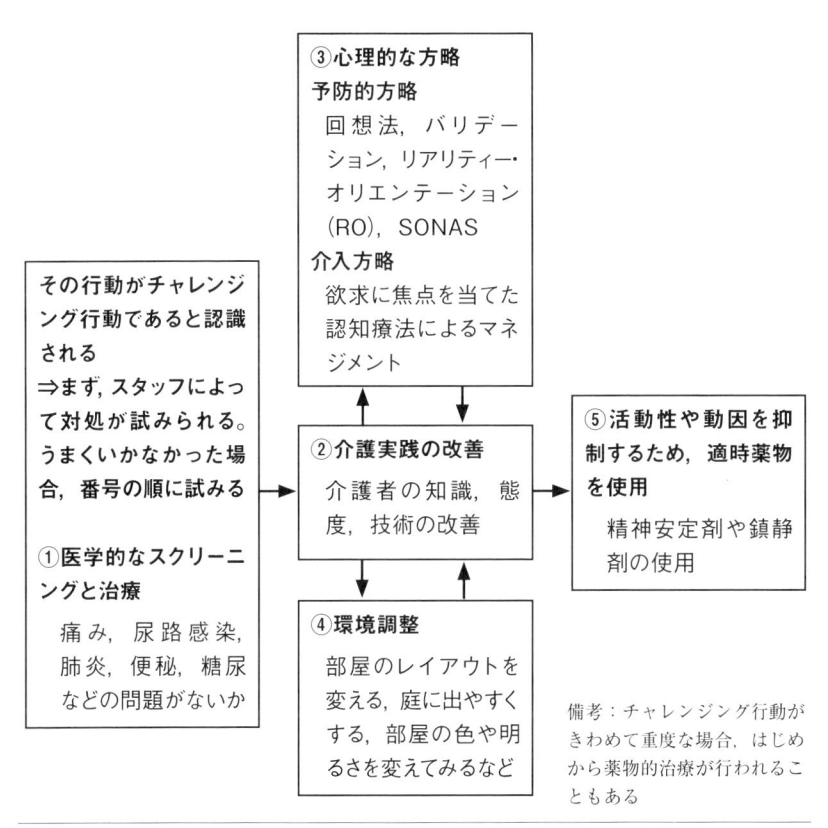

```
┌─────────────────────┐
│ ③心理的な方略        │
│  予防的方略          │
│   回想法，バリデー   │
│   ション，リアリティー・│
│   オリエンテーション │
│   (RO)，SONAS       │
│  介入方略            │
│   欲求に焦点を当てた │
│   認知療法によるマネ │
│   ジメント           │
└─────────────────────┘
```

図左：
その行動がチャレンジング行動であると認識される
⇒まず，スタッフによって対処が試みられる。うまくいかなかった場合，番号の順に試みる

①医学的なスクリーニングと治療
痛み，尿路感染，肺炎，便秘，糖尿などの問題がないか

②介護実践の改善
介護者の知識，態度，技術の改善

④環境調整
部屋のレイアウトを変える，庭に出やすくする，部屋の色や明るさを変えてみるなど

⑤活動性や動因を抑制するため，適時薬物を使用
精神安定剤や鎮静剤の使用

備考：チャレンジング行動がきわめて重度な場合，はじめから薬物的治療が行われることもある

図4.1 非薬物的アプローチの種類，関係，それらのアプローチのプロセス

略は，非薬物的アプローチの中で最も高くなっています。そうした方略には，「注意の拡散・転換（例：しつこく外に出たいと要求してくる人に，洗い物を手伝ってくれないかと誘ってみる）」「静穏化（例：怒っている人に対して，庭を散歩することを促す）」「機会利用（例：トイレに行くことをすすめるよりも，トイレの前を通る機会をうかがう）」「代替目標の設定（例：家具を分解してしまう人に木片とサンドペーパーを渡してみる）」「ごまかし（例：苦痛や攻撃性のもととなるものを目にふれないところにしまう）」などがあります。時間とともに介護者はそうしたマ

ネジメント技術がうまくなっていきます。臨床の専門家の役割には，現場でよい実践をみつけ出すこと，その実践がなぜ効果的なのかを明らかにすること，そうした方法を体系的に，あるいは日常的に介護者に使ってもらえるように工夫していくことがあります。これはニューキャッスル・チャレンジング行動臨床チーム（NCBT）で用いられている方法ですが，詳しくは第5章で説明します。図4.1では，非薬物的アプローチの種類とそれらの流れをまとめています。すでに説明したように，現場ではまず介護職員がチャレンジング行動の対応をすることになります（図4.1の①）。しかし，これ以外にもさまざまな非薬物的なアプローチが存在しており，それらは大きく分けると図4.1の②〜④の3種類になります。このうち，本章では③の心理的な方略を中心に説明したいと思います。②と④に関してはこの後の章で詳しく解説します。しかし，これらもまた重要な点であるため，③の心理的な方略を説明する前に少し紹介したいと思います。

介護実践を改善する

　本書の中心的テーマは，介護の実践の向上に関係しています。中等度ないし重度レベルの認知症の人の生活では，介護者が重要な役割を果たしています。介護者は，更衣，排泄，整容，食事など，さまざまな直接的介護を担っています。しかし，介護者に近くで世話を焼いてもらっている状況は，本人からすればばつが悪いことであり，欲求不満やチャレンジング行動のきっかけになることも少なくないでしょう。そのため，日常の介護場面での上手な関わり方やコミュニケーションのとり方について，介護者にトレーニングを受けてもらうことは重要だと思われます[139]。ケアの質を高めるうえで（すなわち，既存の方略を洗練し，新たな方略を開発する），セラピストがよく使う言葉に「3本の枝」というものがあります。具体的には，「知識」「態度」「技術」の向上のこと

を指すもので，多くのトレーニングプログラムで目標にされています。介護者向けのコミュニケーション技術に関する文献では，それら三つの点が具体的に示されています[69, 223, 224]。こうした文献で紹介されているプログラムでは，「認知症の特徴」「非言語的スキルの活用」「入居者同士のコミュニケーションの促進」「働きかけのしかた」「距離の取り方」などが挙げられています。認知症ケア場面におけるコミュニケーション方略に関するシステマティックレビューでは，こうした方略によって，介護者のコミュニケーションスキルに改善がみられることがわかりました[225]。ただしそうした改善はチャレンジング行動の生起率の減少に必ずしも結びつくとは限りませんでした[144]。図4.2は，介護場面において，コミュニケーションを改善するうえで鍵となる点が示されています。詳細はDynesの文献[59]をご覧ください。

　認知症の分野にかかわり始めた頃，私は介護者のためのトレーニングに関する文献を読み，それをもとに介護施設でいくつかのトレーニングを実施していました。ところが，すぐに文献の内容以上に，現実の問題ははるかに複雑であることがわかりました。実際のところ，現場の熟練スタッフの中には，トレーニングの内容が恩着せがましく，見下されていると感じる人もいて，逆にトレーニングがマイナスに働くこともありました。そうした人の中には，自分たちが行っていることを専門用語で説明することはできませんが，非常に優れた実践知識をもっている人がいました。そこで，そうした実践について，具体的なチャレンジング行動の事例をもとに説明をお願いすると，思慮に富んだ手立てを教えてくれることがよくありました。そして，それらのほとんどは彼ら自身が実際に入居者に対しそのような熟練したパーソン・センタード・ケアを実践した例だったのです（ただし，それらはたまたまうまくいった成功事例にすぎないといわれることも少なくありません）。このように，現場には熟練した知識や技術をもっている人がたくさんいました。そのため私は非薬物的なアプローチでは，新たに技術を教えることよりも，む

コミュニケーションの方法

静かな場所で、ゆっくりと、短い文章を使って話す。理解しやすいように言語以外にもジェスチャーを用いる。正面から近付き、目を見て、利用者が座っている場合は腰を落として目線を合わせる。自己紹介をし、本人の名前を呼ぶ。何の話をしているか、要点を確認しながら話す。

コミュニケーションの内容

質問をしすぎない。
答える際に、記憶や問題解決にかかわる負担の大きい質問は避ける。はい／いいえで答えられるようなシンプルな質問が有効である。ボディティブな内容になるようにかつ心がける。事実について議論をするのではなく、どう感じたのかを話し合う。本人の間違いを正すということは可能な限り避ける。

本人

補聴器やメガネを用いる。必要に応じて、会話のためにうまく義歯がはまっているかを確かめる。痛み、不快感がないか、身体的に困っている点がないか確かめる。たとえば、感染症はないか、集中したい、他の人と何かをしたいするうえで妨げになるような薬の副作用がないか確かめる。オーバーユースや薬の副作用がないか確かめる。

介護者

時間をかけることや、心理的方略に関する知識をもつためのスキルが求められる。対応するためにゆとりをもって接し、自律を促すとともに、楽しむことができて敬意をもって接し、自律を促すとともに、楽しむことができて刺激がないような活動に参加できるようにする。複雑な課題は単純な要素に分けて行う。単純で決まりきったことを続ける忍耐力が必要とされる。安心させ、気をそらす、紛らわせる、心地よくするなど、さまざまな手段を柔軟に使いこなせるようにする。

環境

明るさ、音、標識、活動の機会が適度であること。刺激がある、安全で、安心な環境のデザインであること。家族や友人に会いやすく、家族が訪問しやすい場所を提供する。過度な刺激を避けられるような場所を提供する。椅子、ベッド、テーブルなどが十分に使いやすく、取っ手を用いたシンプルで親しみのあるデザインのドアノブ、シンク、取っ手を用いるなど。心理的ウェルビーイングを向上させるのに十分な人的資源がなければならない。

組織

本人や介護にかかわる人に前向きな考え方と態度をもって接する。介護者のトレーニングや昇進のための機会をもつ。NHS*やソーシャル・サービス、監査担当者とよい関係を築く。施設設備や研修のための助成を申請しやすく。専門家との良好なコミュニケーション、関係づくりをする。在宅ケアの場合、介護者は専門家からアドバイスやレスパイトをしっかり受けることができるようにする。また必要に応じてレスパイトをとれるようにする。施設ケアの場合、本人のウェルビーイングを向上させるためには、リーダーシップやマネジメントの構造をしっかりと置くことが重要である。また離職が多くならないように職員の教育への投資も必要となる。

*訳注）NHS：英国ナショナル・ヘルス・サービス。日本の場合はイギリスと医療システムが異なるため、地域の医療機関と置き換えて考えてよい。

図4.2 本人と介護者のコミュニケーションを促進するためのウェディングケーキ・モデル

しろ熟練スタッフの技術を特定のケースだけではなく，すべてのケースに適用できるようにすることが重要だと思うようになりました。さらに私はチャレンジング行動がみられる多くの場面で，実際にスタッフは何をすべきかわかっていることに気付きました。それで，なぜそうした知識や技術をうまく活用できないのか，その要因について興味をもつようになりました。その後，自分なりの考察やアルツハイマー病学会での研究[74]を通じ，そうした阻害要因の一部が理解できるようになりました。それらは「リーダーの不在」「単なる課題遂行を重視した業務目標」「不十分な人員配置」「（英語をうまく話せないスタッフも含めた）コミュニケーション不足」などです。こうした問題は，間違いなく，スタッフのストレス増加，やる気の低下，離職率の上昇，入所者を人として扱おうとしないことや入所者の欲求への関心の喪失の原因になっていると思います。これから各非薬物的アプローチを紹介していきますが，それらを現場で実施する場合には，こうした阻害要因によって，困難がともなうということを理解しておくことが重要です。

環境調整

エビデンスが確立しているとはいいがたい状況ですが[103, 245]，いくつかの統制研究（文献141参照）と多くの非統制研究によって，環境やデザインの重要性が示されています[124]。たとえば，環境内での配色や目印をうまく活用することで見当・識別が改善した[85]，明るい照明とある程度刺激がともなう家庭的な環境を演出することでアジテーションが減少したという報告もあります[49]。また，庭や建物の外（安全性が確保されている場所）に出やすくすることも有効であり，屋外での園芸療法に発展させることもできます。また，出口付近にうまくデザイン（通り抜けできないことを暗に示すもの）を施したナーシングホーム，プライバシーが確保されたナーシングホームではチャレンジング行動が減少

したという報告がありました[244]。さらに五感を刺激するような豊かな環境がアジテーションの減少につながったという報告もみられます[202]。

心理的アプローチ

　心理的アプローチに関するシステマティックレビューを行ったCohen-Mansfield[38]は，それらの技法を「感覚的働きかけ」「社会的接触（本物あるいは疑似体験による）」「行動療法」「スタッフトレーニング」「構造化されたアクティビティー」「環境的な介入」「医療・看護ケアによる介入」「各アプローチを組み合わせた技法」の八つに分類しました。この研究では83件の介入研究が抽出されました。ただし，その多くは，研究の質の点で乏しいものでした。表4.1は，高齢者に対しこれまでよく用いられている心理的アプローチの一部をまとめたものです。ここに挙げた技法は，厳密なコクランレポートの基準をもとに体系的にレビュー（システマティックレビュー）されたものです。コクランレポートでは，各技法の効果に関するエビデンスについてシステマティックレビューが行われ，その結果が示されています。このレポートは，サービスの提供者にとってきわめて重要なものとなっています。なぜなら，国が財源の割り当てを行う際にこうしたレポートを参考にすることが多いからです。また，このレポートは，国としての治療的な推奨や指針を出す際にも有益な情報となっています。

　次節では，心理的アプローチごとに内容の説明とエビデンスについて述べます。ここでは，統制研究だけではなく非統制研究についてもとり上げました。そうすることで実証性は下がりますが，より多くのアプローチを含めることができ，議論を活発化することができます。各アプローチの具体的な説明に移る前に，どのようなアプローチであれ，認知症のある人たち一人ひとりの認知機能や身体機能のレベルに合わせて実施することが大切であることを理解しておいてください。作業療法のプログ

表 4.1 非薬物的なアプローチとそのエビデンス

Ⅰ 一般的アプローチ	システマティックレビューや効果の検証研究の状況	主な論文
リアリティー・オリエンテーション (RO) リハーサルや具体物によるプロンプトを用いて，見当識に関連する認知機能の改善を目的としている	Spectorら[204]のコクランレビューでは，六つのRCTが抽出されている。著者は，認知面や行動面で効果のエビデンスがあると結論付けている。ROは，現在，次頁の認知活性化療法の一部として評価されている。	HoldenとWoods[94] Holtら[99] Verkaikら[226]
回想法 個別に，あるいはグループで，過去の体験について語りあう活動。写真，なじみの物，視覚，聴覚，においなど，感覚的な刺激をともなった材料が，記憶を想起するきっかけとして用いられる	Woodsら[239]（2009更新版）のコクランレビューでは，五つのRCTが特定され，データはそのうちの四つから抽出可能であった。著者は，認知，気分，介護者のストレス，ADL（日常生活動作）の面に有意な改善がみられることを報告している。しかし，研究の質は乏しい。	Gibson[83] Bohlmeijerら[23]
バリデーション 当事者の現実認識や精神世界を受け入れることを一般原則としている	NealとBarton Wright[174]（2009更新版）のコクランレビューでは，三つの研究をとり上げ，そのうち二つについてはポジティブな効果が示されていたことを報告している。ただし，このアプローチが効果的であるとするにはエビデンスが不十分であると結論付けられている。	Finnemaら[69] Schrijnemaekersら[190]
精神運動療法 ウォーキングやボール遊びなどの運動を使って，うつや行動障害の改善をねらったアプローチ	MontgomeryとDennis[169]は運動が睡眠障害に与える効果についてレビューを行い，1研究において，複数の睡眠指標上で有意な効果がみられたことを報告している。また，Forbesら[72]は，限定的ではあるが，運動には認知機能の低下を抑制する効果があることを示している。	Winstead-FryとKijek[237] Hopman-Rockら[100]

表 4.1 非薬物的なアプローチとそのエビデンス（続き）

I　一般的アプローチ	システマティックレビューや効果の検証研究の状況	主な論文
多感覚刺激アプローチ 特別な設計が施された部屋で，光，音，触覚などの刺激を使って，コミュニケーションの機会を増やし，生活(感覚)の質を改善する。	Chungと Lai[32] (2009更新版)のコクランレビューでは，二つのRCTが抽出されている。それらは，それぞれ好ましい結果が得られている点はあるものの，実験内容があまりに違いすぎていたため，集約して分析することができなかった。そのため，効果があるとするには，エビデンスが不十分であるという決断を下している。	Baker ら[10] Van Weertら[223]
認知活性化療法(CST) RO から派生した，見当識情報のリハーサルではなく，情報処理に焦点を当てたアプローチ。	最近，Woodsら[236]が新たにレビューを行っているようだが，それ以前の二つのレビュー(文献34, 238)の結論によれば，望ましいエビデンスが得られているものの，効果があると結論付けるためには，エビデンスが不十分であるとされている。	Clareら[34] Woodsら[238] Spectorら[205, 206]
アロマセラピー エッセンシャルオイルを使った，スタッフとの関わりを通じた感覚的な体験。オイルはマッサージや入浴の場面で塗られる。	Holtら[99]のコクランレビューでは，二つのRCTが抽出されている。ただし，そのうち一つの研究(文献13)しか，レビューされていない。それによると，問題点はあるものの，アジテーションや神経精神症状を減少させるという点では，好ましい効果が得られている。また，Quynh-anhと Paton[183]も同様の効果を報告している。	Holmes ら[97] Ballard ら[13]
音楽療法 一般的にウェルビーイングを高めるために，音楽を演奏したり，聴いたりするもの。運動療法の中で行われる場合もある。	Vinkと Birks[228]のコクランレビューでは，五つの研究が抽出されている。しかし，それらの研究の質は低く，著者は，効果があるとするには，エビデンスが不十分であるという結論を下している。	Lord と Garner[142] Gotell ら[82]

表 4.1 非薬物的なアプローチとそのエビデンス（続き）

Ⅰ　一般的アプローチ	システマティックレビューや効果の検証研究の状況	主な論文
環境調整 環境的な手がかり，目印，適切な建物の配置により，コミュニケーションや運動を促し，楽しいと感じてもらえるようにする。その一方で見当識の問題を減らそうとする。	Forbes ら[73]のコクランレビューでは，光療法に関して，気分，睡眠，行動の観点から，三つの論文についてレビューしている。しかし，それらの研究の質は低く，著者は，効果があるとするには，エビデンスが不十分であるという結論を下している。また，環境的・社会的バリアにより徘徊予防を試みた研究について Price ら[182]（2009更新版）が行ったコクランレビューでは，今のところ，基準を満たす論文がみられないと結論付けている。	Judd, Marshall, Phippen[124] Day ら[49]
Ⅱ　見立てに基づくアプローチ	システマティックレビューや効果の検証研究の状況	主な論文
行動論的マネジメント技法 学習理論に基づき，行動の先行子や結果を操作して，介入を考えたり実行したりする。	Spira と Edelstein[207]のシステマティックレビューでは，23の研究がとり上げられている。しかし，概して研究の質は低から中程度であり，その多くがケーススタディーであった。Monis-Cook らは，2011年に新しいコクランレビューを出版する予定である。	Moniz-Cook ら[168]
その他のアプローチ 認知行動療法(CBT)，対人関係療法（IPT），その他，標準化された心理療法の技法を用いたもの。認知症の早期の段階で利用される。	NICE[176]のガイドラインによれば，中程度のうつの治療に CBT と IPT が推奨されている。Teri ら[216]は，認知症の人の気分や問題解決能力に，CBT がよい影響を与えることを示した。	Teri ら[215] Miller と Reynolds[159] Miller[158]

ラムの中には，こうした点を特に重視したものがあるようです[179]。そうしたプログラムでは，本人にとって保たれている能力（例：楽器演奏，ダンス，編み物などの手続記憶）を特定したり活用したりすることで，活動レベルを維持したり，ウェルビーイングを高めたりしようとしています。

心理的アプローチ：「予防」と「介入」

　チャレンジング行動の治療に活用されている心理的アプローチはたくさんあります。Hulme ら[103]は，以前に行われたレビューをもとに，それらのアプローチに関するシステマティックレビューを行いました。その結果，33 の研究，13 種類の介入法（動物介在療法，アロマ療法，認知活性化療法〔CST〕，環境調整，光，マッサージ，音楽，運動，リアリティー・オリエンテーション〔RO〕，回想法，多感覚刺激，バリデーション，経皮的電気刺激治療〔TENS〕）が抽出されました。こうしたアプローチは，予防的な手段として用いられています。すなわち，介護者が意図的に活動を実施し，本人のストレス，うつ，あるいはアジテーションのレベルを低い状態に保ち，それによりチャレンジング行動を生じにくくします。つまり，普段の満足感をよい状態にしておくことで，満たされない欲求が生じることを防いでいるというわけです。図 4.3 は，認知症の人のウェルビーイングを高めることに関係していると思われる事柄を示しています。しかし，いったんチャレンジング行動の強度が高まってしまってからは，介入的なアプローチが必要となります。介入的アプローチではどのようなものであれ，問題行動に関係していると思われる具体的欲求に合わせて個別に対応法を考えます。これは通常見立てをもとに行われるものであり，予防的なアプローチとは原理が異なるという点で注意が必要です。

　次節では予防的なアプローチについて，主流のアプローチと，代替的

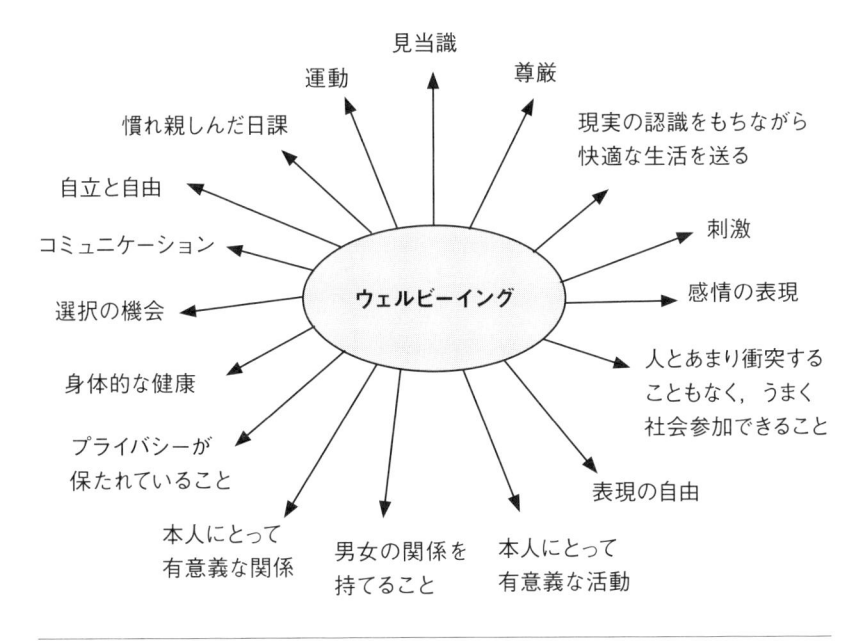

図4.3 ウェルビーイングに関連したテーマ

中央:ウェルビーイング

周囲の項目:見当識／運動／尊厳／現実の認識をもちながら快適な生活を送る／刺激／感情の表現／人とあまり衝突することもなく，うまく社会参加できること／表現の自由／本人にとって有意義な活動／男女の関係を持てること／本人にとって有意義な関係／プライバシーが保たれていること／身体的な健康／選択の機会／コミュニケーション／自立と自由／慣れ親しんだ日課

に用いられるもの（音楽療法，ダンス，アロマ療法，動物介在療法）に分けて紹介したいと思います。そして，その後の節で介入的なアプローチについて紹介します。

主流の予防的アプローチ

リアリティー・オリエンテーション（RO：現実見当識訓練）

このアプローチは，時計，カレンダー，新聞などの手がかりを使って，またディスカッションを通じて，認知症の人に「現実」を認識してもらおうとするものです。その原理とは，認知症の人は記憶や見当識の問題によりしばしば混乱が生じており，それにより周囲とかかわれなくなっているというものです。しかし，今ここで起こっていることについ

て理解を促すような手がかりが与えられれば，周囲とかかわる際に自信や達成感を得られるようになるだろうと考えられています。標識やピクチャーボードなどの環境的な手がかりは，自分の行きたいところを見つけるうえで役に立つものです。ここでは，本人が実際に確認し場所や時間を知ることができるように配慮することが重要となります。六つのRCT研究をもとにSpectorら[204]が行ったコクランレビューでは，ROの効果について肯定的な結論が示されていますが，否定的な結論もみられます[226]。否定的な結論の中心となっている点は，ROが参加者本人に自分自身の衰えを意識させ[87]，本人と周囲との対立を繰り返す原因となるというものです。たとえば，30歳で今でも炭鉱夫として働いていると思い込んでいる人に，現実を伝えようとすれば（どれだけ気を使ってしたとしても），激しい動揺がみられるかもしれません。

Cognitive Stimulation Therapy （CST：認知活性化療法）

CSTとは，さまざまな題材（体を使ったゲーム，言葉や数のゲーム，日常的な事柄など）を用いて（詳しくは文献206参照），認知症の人にとって，障害されていない認知機能を活性化させようとするアプローチです。最近の研究では，軽度から中等度の認知症の人への有効性が示されており[177]，集団で実施されることが多い点から，費用対効果が高いことも示されています[132]。Spectorらのプログラムでは，1回45分のセッションに，週に2回，7週間参加してもらいます。毎回のセッションは，「食べ物」「子どもの頃」「大切な思い出」など，さまざまなテーマから成り立っています。効果の検証研究では，CSTに参加した群では，コントロール群に比べ，認知機能とQOLに改善が認められました。Livingstonら[141]は，CSTの種類が異なる六つの研究（文献205，186など）についてシステマティックレビューを行った結果，一貫した効果が期待できると結論付けています。同様の結論は最新のコクランレビュー[236]においても得られています。現在も，長期的な効果，介入に関する参加者の

受けとめ方，変化のメカニズムなどに関するさまざまな検証が精力的に行われています。そうした研究の多くは，「認知症の人の生活を向上させるための居宅介入支援（Support at Home Interventions to Enhance Life in Dementia：SHIELD）」のプログラムとして実施されています。

回想法

　回想法は，過去の体験，とりわけ，家族旅行や結婚式のように，楽しかったことや，自分にとって意味のある出来事を思い出してもらう活動です。この活動は，グループでも個別でも行われますが，グループの場合には，本人に美術，音楽，手芸など，記憶の手がかりや刺激となるような活動に参加してもらうことがよくあります。回想法は，ウェルビーイングのレベルを向上させ，喜びや認知的な刺激を与える方法と考えられています。個別に行う場合では，スタッフや家族が手伝い，本人の自分史づくりをすることがよくあります。この活動は，特に認知症の人がコミュニケーションスキルに乏しい場合，本人と周りの人との結びつきを強くするうえで有効な手段と考えられます。エビデンスの点でいうと，回想法は，認知症の有無にかかわらず，高齢者に効果的な介入方法であることが報告されています（認知症のある高齢者については文献239，認知症のない高齢者については文献23を参照）。また，回想法は，個別のニーズに柔軟に合わせることができる点で（たとえば，重度の認知症の人であっても，大好きだった古いレコードを聴いて楽しむことができる），多くの人から支持されているようです[226, 232]。しかし，喪失体験であったり，虐待であったり，精神病を患った体験であったり，多くの人がつらい過去をもっています。そうした過去を思い出すことで，ネガティブな結果が生じる可能性もあります。そのため，回想法の実施は慎重に行うべきです。私は，不意にネガティブな記憶がよみがえることを「再感染」と呼んでいます。認知障害があると，そうした過去がよみがえってしまった場合に対応（消したり，抑えたりなど）がきわめて難しい場

合があります[108]。

バリデーション

過去の体験や話を繰り返し語ることは認知症の人の特徴といえますが，バリデーションでは，それをストレスや退屈，あるいは孤独を回避するための積極的な方略ととらえています。バリデーションの提唱者である Naomi Feil は，「認知症の人は，頭で考えるのではなく感覚的につらい現実から心の中の世界に逃げ込んでいる」と考えました[68]。バリデーションのセラピストは，彼らの言動に隠されている意味や感情を理解し，そこから認知症の人とコミュニケーションをはかろうとします。本人が現実をどう認識しているのかよりも，本人の話にこめられている感情をとらえることが重視されています。Neal と Barton Wright[174] によるコクランレビューでは，バリデーションに関する統制研究のうち，効果測定に認知機能と行動の指標が使用されているものについて総括が行われました[69]。それによると，抑うつについていくらか改善を示す研究もみられるものの[221]，これまでのところ，効果があると結論を下すことはできませんでした。

精神運動療法

精神運動療法とは，ダンス，スポーツ，演劇のように，体を使って行うさまざまな活動を指し，アクティビティー療法と呼ばれることもあります。Cohen-Mansfield ら[43] の最近の研究では，施設内で実施された，そうしたさまざまなアクティビティーの効果について報告されています。この研究では，3週間のあいだに行われた25種類の課題（たとえば，会話，動物との交流，おもちゃを使って遊ぶこと，読書，音楽鑑賞，タオルをたたむこと，フラワーアレンジメント，パズル，美術など）の効果が調べられました。具体的には，課題ごとに参加者が感じた主観的な楽しさや，課題に取り組んだ時間の長さが測定されました。そ

の結果，参加者が最も楽しいと感じていた課題は，人，乳児，動物など，「生きものとの交流」であり，次いで，人形や疑似体験ビデオを使った「対人的な疑似体験」であることがわかりました。一方，課題に取り組んだ時間では，「仕事っぽい活動」（例：封筒に切手を貼る，宝石を分類する，タオルをたたむ）が最も長くなっていました。このような結果は非常に重要な意味をもっていると思われます。つまり，認知症のある人がこうした活動に参加できるように介護者が支えることで，彼らのウェルビーイングが向上したり，自分の価値が回復したり，退屈感から解放されたりできるかもしれないということです。また，「運動」は，要介護の人も含め高齢者の健康にさまざまな効果をもたらすことが示されています[62, 91]。そうした効果には，転倒の減少，精神的な健康や睡眠の改善[131, 237]，気分や自信の向上[198]があります。加えて，Alessiら[4]は，小規模な統制研究ではありますが，日中の運動によって日中のアジテーションや夜間の不穏を減らすことに成功しています[169]。しかし，こうした成果がみられる一方で，さらに質の高い三つの統制研究をみると，そのうち二つの研究では，通常のケアと比べ，抑うつやアパシーの得点に有意差がみられませんでした[100]。ちなみに，私たちNCBTのメンバーであるGuzman-Garcia（博士課程の学生）は，介護施設でラテンアメリカン・ダンスを実施し，その効果について検討しました。このパイロットスタディーでは，認知症のある本人とその介護スタッフの双方によい効果がみられました。図4.4は，よい効果としてスタッフから報告されたもののうち，中心的なものを示しています[89]。

多感覚刺激療法

イギリスのあちこちで，多感覚的な部屋をつくるために設備投資をしている施設がみられます。通常そうした部屋には利用者の感覚を刺激するために，カラーライト，光ファイバーのチューブを使った灯り，気泡塔，音楽システムが備え付けられているようです[10]。しかし残念なことに，

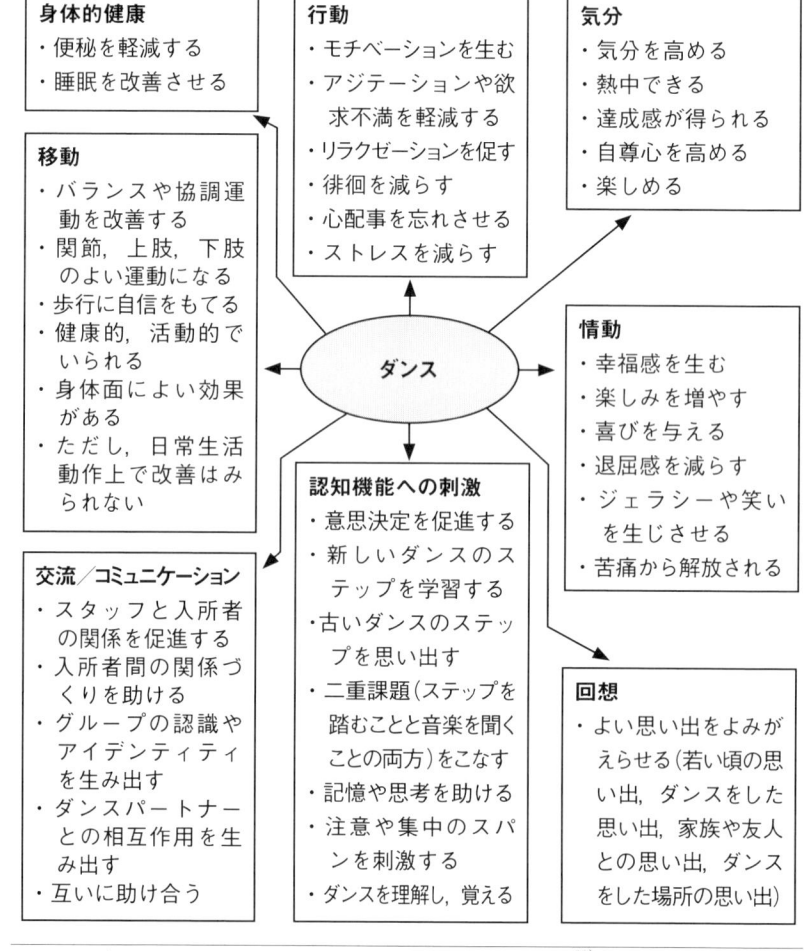

図4.4 ダンスによる精神運動療法によって想定される効果[89]

身体的健康
・便秘を軽減する
・睡眠を改善させる

移動
・バランスや協調運動を改善する
・関節，上肢，下肢のよい運動になる
・歩行に自信をもてる
・健康的，活動的でいられる
・身体面によい効果がある
・ただし，日常生活動作上で改善はみられない

行動
・モチベーションを生む
・アジテーションや欲求不満を軽減する
・リラクゼーションを促す
・徘徊を減らす
・心配事を忘れさせる
・ストレスを減らす

気分
・気分を高める
・熱中できる
・達成感が得られる
・自尊心を高める
・楽しめる

情動
・幸福感を生む
・楽しみを増やす
・喜びを与える
・退屈感を減らす
・ジェラシーや笑いを生じさせる
・苦痛から解放される

認知機能への刺激
・意思決定を促進する
・新しいダンスのステップを学習する
・古いダンスのステップを思い出す
・二重課題(ステップを踏むことと音楽を聞くことの両方)をこなす
・記憶や思考を助ける
・注意や集中のスパンを刺激する
・ダンスを理解し，覚える

回想
・よい思い出をよみがえらせる(若い頃の思い出，ダンスをした思い出，家族や友人との思い出，ダンスをした場所の思い出)

交流／コミュニケーション
・スタッフと入所者の関係を促進する
・入所者間の関係づくりを助ける
・グループの認識やアイデンティティを生み出す
・ダンスパートナーとの相互作用を生み出す
・互いに助け合う

使用方法に関する説明・トレーニングの不足から，実際にはあまり利用されていない，なかにはまったく利用されていないこともあるようです。多感覚刺激療法をきちんと利用するのであれば，たいていの場合は，一人ひとりのニーズに合わせて個別に設備を調整する必要があります。また，オーディオ，ライト，テクスチャーなど，すべての刺激を同時に利

用する必要もないかもしれません[32]。コクランレビューによれば，今のところ，このアプローチの効果は認められませんが[33]，Verkaik ら[226]のレビューでは，施設，在宅のどちらの場面においても，アパシーや抑うつの改善に有効な可能性が示唆されています。

その他の予防的な心理的アプローチ

アロマセラピー

認知症のアロマセラピーのエッセンシャルオイルには，ラベンダーやレモンバームから抽出されたものが用いられています。近年行われた統制研究では，アロマセラピーはコンプライアンスや忍容性に優れ，アジテーションの症状が有意に改善されたことが報告されています[13,97]。しかし，Thorgrimsen ら[220]は，これら二つの研究では方法に不備な点もみられるので，慎重に結果を解釈すべきだといいます。加えて，最近では，アロマの効果はほとんどないと結論付けているレビューもみられます[183]。またこの論文では，アロマ療法の副作用についても検討すべきであると述べています。

音楽療法

このアプローチのチャレンジング行動への効果に関するコクランレビュー[228]では研究の質の乏しさが指摘されていますが，音楽が気分やウェルビーイングに大きな影響を及ぼすことは，科学論文では随分前から受け入れられてきたことです[195]。実際，さまざまな臨床試験において，一時的に気分が落ち込んだ状態をつくる場合など[35]，音楽は特定の気分を誘発させるテクニックとして活用されています。また，本人の好みにあわせた音楽は，不適切な行動を減らし，コミュニケーションを改善させることができると考えられています。たとえば，Lord と Garner[142]は，自分の好みに合った音楽を楽しんでもらった入所者のグループでは，ウェルビーイングのレベルが向上し，ソーシャルスキルが高まり，

自伝的記憶も改善したことを報告しています。そうしたよい変化は，他の活動に参加したグループではみられませんでした。また，食事の時間に音楽をかけることで，入所者の食事中のアジテーションが軽減し，長く食卓に座っていられるようになったという報告もあります[30]。さらに，回想を促すために音楽を用いたグループではうつ症状の改善がみられ[8]，演奏に参加したグループでは，コミュニケーションや易怒性に改善がみられたことが報告されています[212]。ただし，どのような方法であろうとも，音楽によっていやな記憶がよみがえってしまうこともあるので，そうした場合には対処が必要となります。一例を挙げましょう。女性で奇声をあげていた人がいました。その原因についていろいろと探ってみたところ，デイセンターでかかっていた音楽が1940年代の戦時中のもので，どうやら，それが関係していたことがわかりました。その時代，彼女は家族の多くを失い，疎開者としてひどい扱いを受け，過酷な日々を過ごしていたのでした。

芸術療法

演劇，模型作り，絵画などの芸術療法は，新たなスキルを獲得する機会を与え，それによって自尊心を向上させることができるアプローチです[172]。認知症のある人の場合，芸術療法は本人にとって意味ある刺激を与え，対人交流や自尊心のレベルを改善することが示されています[130]。これまで質の高い研究はわずかしか行われていませんが，その一つに，病院のデイケアで実施された統制研究で，演劇と運動を組み合わせた介入によるうつ症状への効果をみたものがあります[234]。しかし残念ながら，この研究では，いくつかの指標で好ましい結果がみられたものの，通常のケアに比べてうつ症状が有意に改善することはありませんでした。

動物介在療法

ナーシングホームに動物を定期的に訪問させることやホームペットとして動物を飼うことは，血圧，アジテーション，力み，緊張，孤独感を減少させ，寿命を延長させるなど，好ましい結果が示されています[31,185]。短期間，犬と触れ合うことで，犬と精神障害のある高齢者のみならず，高齢者同士の交流も増加したという報告もあります[88]。犬以外にも，たとえば，ダイニングに魚の水槽を置いたことで認知症のある入所者のアジテーションが減り，食事量が増したという報告もあります[60]。ただし動物を利用する場合には，健康や安全面，感染症予防の点で事前に専門家の指導を受ける必要があります。

人形やおもちゃの使用

介護場面で人形やおもちゃを利用することは決して目新しい話とはいえませんが[140]，系統的に研究が行われるようになったのはごく最近のことです[115,150]。これらの研究では，標準的な手続きにしたがって，介護施設で人形やテディベアが利用されました[150]。また，実施前に，利用に関する情報や手引きをスタッフに渡すのが一般的になっています[151]。こうした研究の成果として，入所者とスタッフの双方に好ましい影響がみられました[116,150]（第8章参照）。ただし，このアプローチの実施には賛否両論がみられ，*Journal of Dementia Care* の誌面では，今なお議論が続けられています[240,242]。反対派は，この技法が認知症の人を「見下している」，「子ども扱いすることを助長する」と主張します。これに対し，ティーズサイド大学の博士課程の学生のAlander ら[1]は，認知症のある当事者から意見を集めて，彼ら自身の人形使用に関するポジティブな考えについて考察しています。

ツールボックス・アプローチ

これまで紹介した方法の中には単独で実施されるものもありますが，

介護現場では，複数の方法を組み合わせたり，標準的な方法と異なるやり方で実施したりすることがよくあります。そのよい例が，「ツールボックス・アプローチ」と呼ばれる技法です[218]。これは広く行われているアプローチで，その人にゆかりのある具体物（写真，ポストカード，家族の映像や声の記録，服，装飾品，関係のある場所の地図，アロマ療法のオイルなど）を集めたツールボックスを活用するものです。スタッフは，集められたものを使って働きかけ・交流をはかることができます。また，本人の人生について詳しく知ろうとしたり，本人にうれしかった，楽しかった昔の出来事を思い出してもらったりすることができます。私たちのクリニックでこうした具体物（家族や友人を記録したものなど）を利用してみたところ，アジテーションを減らすうえで有効なことがわかりました。

また，複数の活動を組み合わせたプログラムも数多く存在しています。これらは特にウェルビーイングの促進をねらって考案されたものです。代表的なものにSPECALとSONAS apcがあります。このうち，SPECAL（Specialized Elderly Care for Alzheimer and Dementia）[78]は，まだ失われていない記憶（言葉や行動に関するもの）をうまく活用して気分を改善・維持しようとするものです。認知症の人では，最近の出来事をすっぽりと忘れてしまう症状がみられるようになり，しだいにその頻度も増えていきます。しかし，これはほとんどすべてのケースにいえることですが，過去の記憶の中には保たれている側面もあるので，適切な状況をつくりさえすれば，そうした記憶を容易に想起することも可能です（www.specal.co.uk）。SPECALでは，まず介護者に，本人にとって認知症とはどういうものなのか，記憶機能をフォトアルバムに例えた説明が行われます。ここでは，認知症の記憶のあり方に着目することが治療の基盤となっています（例：それまでの人生で培ったスキルで保たれているものを使って，やりたいことにかかわれるようにしていく）。

次に，SONAS apc[219]とは，感覚への働きかけ，構造化，反復を基盤

とするコミュニケーションに焦点を当てたアプローチです。グループや個別のセッションの題材はCDに収められ，参加者に合わせてセッションを実施できるようになっています。その内容は，たとえば，グループセッションの場合には，「五感への働きかけ」「音楽と歌」「軽い運動」「記憶のエクササイズ」「個別の時間」から構成されています。参加者は約8名を標準とし，セッションの進行は，トレーニングを受けたファシリテーターにより行われます。繰り返しセッションが行われることにより，参加者には，場面や人に対する「なじみと安心」の気持ちが生まれます。また，障害されている点よりも今その人ができること（能力）に着目することや，失敗してもまったくかまわないような場面づくりによって，参加者が周りの評価を気にせず，自由に自分を表現できるようになります[171]。

　最後に，ブラッドフォード大学のグループの研究，特に彼らが開発した認知症ケア・マッピング（dementia care mapping；DCM）[129]についてふれておきたいと思います。DCM自体は治療法ではなく，経時的に認知症のある人のウェルビーイングの状態をモニターし，認知症のある人とのコミュニケーションのあり方について介護者にフィードバックするシステムです。DCMは，臨床的にも，トレーニングとしても非常に優れたツールであり，機関向け，評価者向けのそれぞれにカスタマイズされています。

　DCMアプローチでは，介護者に対するトレーニングが重要なポイントとなっています。実際，これまで紹介した多くのアプローチは，きちんと実施されなければ効果を発揮することはできませんし，むしろ害となる場合もあります。しかし，幸いなことに，大部分のアプローチでは，適切に活用するためのガイドが出版されています。

介入的アプローチ

　次に，介入的アプローチ，すなわち，見立てを基盤としたアプローチ

について説明します。通常，これはすでに観察されているチャレンジング行動（叩く，叫ぶなど）に対し行われるものであり，手続きの点からいえば，チャレンジング行動の原因を具体的なターゲットとします。介入的アプローチでは，チャレンジング行動のきっかけや維持している要因を理解するために，必ず見立て（本人や本人の過去に関する情報と結びつけながら，チャレンジング行動がどのように生じているのかを説明すること）が行われます[40]。ここではまず，そのようなアプローチで標準的な認知行動療法（CBT）と対人関係療法（IPT）について説明します。ところで，これらのアプローチの実施は通常，認知症が軽度の場合に限られています[108]。しかし，ここでは，認知症が重度の場合も含め，すべての対象に適用可能な介入アプローチ（行動療法と欲求を基盤とした手法）に関しても説明したいと思っています。重要なことは，先に述べた標準的な二つのアプローチ（CBTとIPT）における見立ての機能と，後から挙げた二つのアプローチ（行動療法と欲求を基盤とした手法）における見立ての機能が異なっている点です。たとえば，CBTとIPTの見立ては，「本人」自身に自らの問題をよく理解してもらうためにデザインされています。そのことから，本人自身に，ある程度の自らの障害に関する洞察力や自分の行動を変えようとする力が必要とされます。これに対し，行動療法や欲求を基盤とした手法の見立てとは，認知症の人が抱えている困難について，介護者が理解を深めるためにデザインされたものです。重度の認知症の場合，実質的に介入を実行する主体は本人ではなく介護者であり，これはとても重要な点といえます。

標準的な介入アプローチ

ここ10年間で，認知障害のある人へのCBTやIPTの適用について関心が高まってきています[108,160]。チャレンジング行動に関していえば，気分の低下や不安がみられるケースで，かつ洞察力や問題解決能力がある程度保たれている場合に，こうしたアプローチが用いられているよう

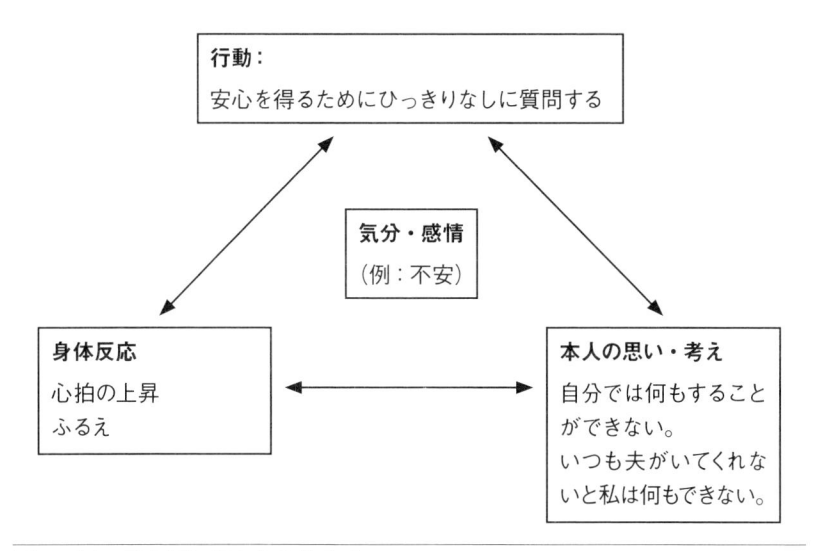

```
           ┌─────────────────────────┐
           │ 行動：                   │
           │ 安心を得るためにひっきり │
           │ なしに質問する           │
           └─────────────────────────┘
              ↑                 ↑
              │   ┌─────────┐   │
              │   │気分・感情│   │
              │   │(例：不安)│   │
              │   └─────────┘   │
              │                 │
   ┌──────────────┐       ┌──────────────────┐
   │ 身体反応      │◄─────►│ 本人の思い・考え  │
   │ 心拍の上昇    │       │ 自分では何もする  │
   │ ふるえ        │       │ ことができない。  │
   │              │       │ いつも夫がいてく  │
   │              │       │ れないと私は何も  │
   │              │       │ できない。        │
   └──────────────┘       └──────────────────┘
```

図4.5(a)　軽度認知症の人の見立て

です。CBTでは，図4.5(a)と図4.5(b)に示したような見立てのサイクルを用いて本人の苦痛を説明します。ここでは，内的な「気分・感情」を変えるために外的な要素に働きかけます。要素では特に認知的側面（いわゆるそのときの本人の「思い〔thought〕」や根底にある「とらえ方・考え〔belief〕」）が重要となります。なぜなら，我々は何かに苦しんでいるとき，ネガティブな「思い」に支配されがちだからです（例：自分は価値のない人間だ，皆は自分のことを嫌いだと思っている，誰も自分を必要としていない）。CBTでは，自身の心に浮かぶ「思い」を再評価し，「自分にとって大切な」活動に再び参加し，遠ざけていた人や組織と再び関係をもてるように支援するための方法が開発されています[108]。

　こうした見立ては，問題行動を本人の歪んだ現実認識と結びつけることで，重度の認知症の人の場合であっても問題行動の理解を可能とします。しかし，彼ら自身，重度の神経学的障害があるためにそうした歪みを変えることができません。

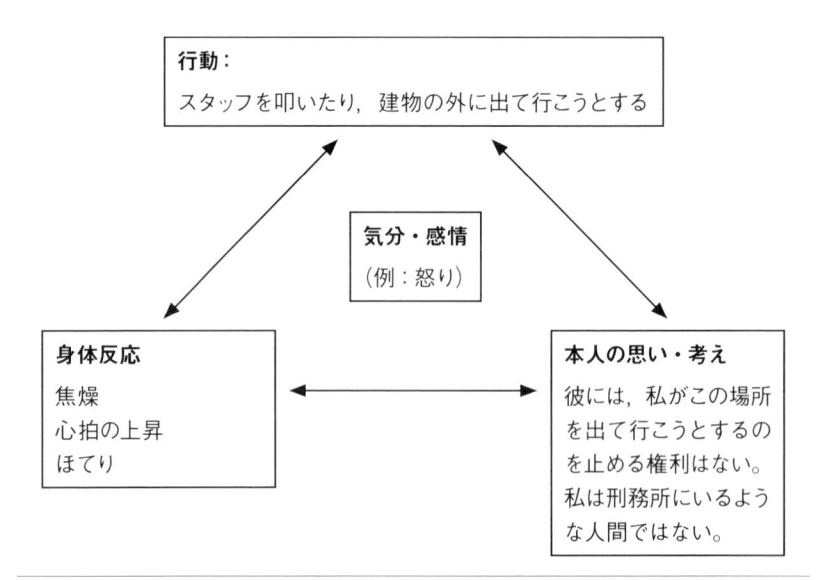

```
                    ┌─────────────────────────┐
                    │ 行動：                   │
                    │ スタッフを叩いたり，建物の │
                    │ 外に出て行こうとする      │
                    └─────────────────────────┘
                         ↑              ↑
                         │              │
                    ┌─────────────┐
                    │ 気分・感情    │
                    │ （例：怒り）  │
                    └─────────────┘
         ┌──────────┐              ┌──────────────┐
         │ 身体反応  │              │ 本人の思い・考え │
         │ 焦燥     │ ←──────────→ │ 彼には，私がこの場所 │
         │ 心拍の上昇│              │ を出て行こうとするの │
         │ ほてり   │              │ を止める権利はない。 │
         └──────────┘              │ 私は刑務所にいるよう │
                                   │ な人間ではない。    │
                                   └──────────────┘
```

図4.5(b)　中等度から重度の認知症の人の見立て

　TeriとGallagher-Thompson[215]が行った初期のアルツハイマー病の人にCBTを実施した臨床試験ではよい結果が得られています。また，個別式CBT，集団式CBTをそれぞれ実施した他の研究者からも効果が報告されています[127, 133]。ちなみに，私たちNCBTの支援モデルは，CBTの考えを取り入れたものです（第6章参照）。私たちが家族介護者や介護スタッフとともに行っている実践の背景には，こうしたCBTの原理があることは間違いありません[109]。この点に関しては，第5章・第6章で詳しく説明したいと思います。

　一方，対人関係療法（IPT）とは，その名が示すとおり，本人の苦痛を対人関係の文脈でとらえようとするものです。このアプローチでは，自分がつらい思いをするようになってから，大切な人との関係がどのように変わってしまったのかを考えてもらい，そのうえで，自分のコミュニケーションスタイルを改善できるかどうかを考えることが求められま

す。チャレンジング行動を他者から社会的に受け入れ難いとみなされたコミュニケーション手段ととらえた場合，IPT は重要なアプローチであるといえます。たとえば，言語的なスキルが乏しく洞察力も低下している人の場合，食べ物を欲しいことをうまく言葉で伝えることができないという理由から，他人の食べ物をとろうとしているのかもしれません。また，IPT は Kitwood[128] や Stokes[209] のパーソン・センタードの考え方に通じる点があります。高齢者に IPT を適用した研究ではよい結果が得られていますが[159]，認知症の人に適用されるようになったのはごく最近です[108, 111, 160]。ただし，IPT は自分自身の洞察や内省を必要とするものであり，中等度から重度の認知症の人への適用はかなり限定されたものとなります。

ケアラー・センタード／パーソン・フォーカスト・アプローチ

　次に挙げるアプローチは，本人のコミュニケーションスキルが乏しい場合，あるいは洞察力が乏しい場合も含め，さまざまな状態で適用できるものです。したがって，重度の認知症の人であっても利用可能な方法といえます。適用を拡大できた主な理由は，介入のフォーカスは認知症の人に当てられていても，介入の多くが介護者中心に実施されるためです。そのため，介入では組織的に実施することが重要となります。つまり，介入が成功するかどうかの多くは，それを介護者がうまく実施できるように，臨床家がサポートできているかどうかにかかっています。そのため，これらのアプローチは，「ケアラー・センタード／パーソン・フォーカスト」と呼ばれています。

行動療法

　行動療法では，「きっかけ」「行動」「強化子」（すなわち，antecedents〔先行条件〕，behavior〔行動〕，consequences〔結果〕：ABC）を特定してそれらの関係を明らかにします。そのためには，詳しいアセスメント

を行うための期間が必要となります。このプロセスは機能的アセスメントと呼ばれることが多いようです[163, 168]。セラピストは，まず行動（B）の生起やその行動の原因となっている一連の行為（A）に関する情報を収集します。その際，チャートや日誌の類を使うことが多いようです。加えて，行動に対する反応（C）についても詳しく調べます。それは反応が行動生起の増減に頻繁に関係しているからです。これらの点を調べることで，チャレンジング行動の機能を特定することが可能となるのですが，より適切な仮説を導くためには正確な観察が必須となります。一例を挙げましょう。ジョーンは繰り返し大声をあげていましたが，当初，その原因は関節炎の痛みによるものと考えられていました。ところが，機能的アセスメントの結果から，男性がいるときに決まって大声をあげていることがわかりました。そこで，それまで関節炎の痛みを抑えるために使っていた鎮痛剤を中止したところ，副作用としてみられていた便秘もよくなりました。こうした変化をもとに，ジョーンのセラピストは，その男性の存在に焦点を当てたより適切な介入計画を作成することができました。

　Teriら[216]は，行動論的な介入を基盤とした機能的アセスメントを活用し，家庭の場面においても，認知症のある人のアジテーションにうまく対処できるようにするための教育プログラムを開発しました。このプログラムは11セッションからなり，研究では家族介護者41名が参加しました。セッションの間，介護者はセラピストとともに問題行動を明確に定義し，それをもとに機能的分析を行い，介護計画を立てました。Teriら[216]は，こうしたプログラムの効果を示すために4名の事例報告を行っています。これらの4事例のアジテーションの先行子はそれぞれ，(a)活動が乏しいこと，(b)混乱状態に直面していること，(c)特に夕方に参加する活動がないこと，(d)介護者が仕事にかかりきりで，社会的注目が得られなくなっていることでした。そして，これらの点に基づき，先行子操作による介入（たとえば，事例にあわせた適切な活動が提供される

など）が考案されました。

　その結果，このうち1名については，言語的および身体的アジテーションはみられなくなりました。残りの3名についても，アジテーションや攻撃的行動は減少しました。残念ながら，この研究の結果指標は参加者の質的変化の記載のみであり，量的なデータが示されていません。そのため，このアプローチが実際，どの程度有効だったのかは正確に知ることはできません。

　認知症の人に対する行動療法の有効性を示した研究は，これ以外にもいくつかあります[5, 58, 75]。最近，SpiraとEdelstein[207]はシステマティックレビューにより行動療法の有効性を示唆する報告を行いました。ただし，彼らの定めた基準に沿った23の研究のうち，質の高い研究はごくわずかなものでした。これに対し，Moniz-Cookら[168]のコクランレビューでは，さらに厳しい基準でレビューが行われました。そこでは15研究が抽出されましたが（家族介護に関するものが10，施設介護に関するものが5），そのうち，問題行動の頻度を主要アウトカムとしデータを使用できたものは10研究のみでした（全体のnは1,140名）。これらの解析結果をもとに，機能的アセスメントを用いた行動療法は効果が期待できるが結論を下すのは時期尚早であるとMoniz-Cookらは述べています。この理由は，エビデンスがひと握りのわずかな研究によるものだからです。質の高い研究が少なかったのは，行動療法を用いた研究の多くが，多面的な心理社会介入プログラムの一部として実施されており，単独の効果が不明であるという理由によるものでした。また，これらの研究は，概してサンプルサイズが小さく，介入期間の長さも一貫していません。

欲求を基盤とした治療法

　最近，本人の欲求からチャレンジング行動をとらえようとする介入モデルがいくつかみられるようになりました[37, 106, 117]。一般的に，これら

の枠組みでは，(a)背景情報（ライフヒストリー，病前のパーソナリティ，コーピングスタイル，認知機能の状態，メンタルヘルスの状態，身体的健康の状態，環境・社会的状況），(b)チャレンジング行動の生起に関する包括的な記述（機能的アセスメント）といった，2種類の情報を手がかりにします。これらの両方の情報をおさえることができれば，本人の欲求をより正確にとらえることができると思われます。欲求を基盤としたモデルで特に強調しているのは，通常，チャレンジング行動はランダムで予測が不可能なものではなく，合理的な原因に基づき生じた，かなり予測可能なものであるという点です。実際，本人が欲求を満たそうとしたことが，チャレンジング行動としてあらわれることが多いのです。次の例をみてください。

- 欲求を満たそうとする方法として（例：窓を割ったのは，施設の外に出て，庭を散歩したかったから）
- 欲求を満たす行為そのものとして（例：シンクに放尿してしまったのは，膀胱が破裂しそうな状態から解放されたかったから）
- 欲求が満たされていないことに対する不満を表すサインとして（例：スタッフを殴ってしまったのは，テレビを見て楽しんでいたのに寝ることを強要されたから）

Cohen-Mansfield[36, 37]のモデルは，欲求充足困難モデルを最もよく表しているものの一つです。彼女は最近，自身のモデルに基づくアプローチの有効性の検証を行いました[40]。このモデルのもとになったのは，マズローの欲求5段階説です。すなわち，生理的・身体的欲求，安全の欲求，愛情と所属の欲求，自尊心（承認）の欲求，自己実現の欲求です。Cohen-Mansfieldは，「もろくて弱い」「不利な立場にある」人ほど，こうした基本的な欲求を満たそうとする，そうした場合に，チャレンジング行動が生じることが多いと考えました。また，認知症の人の場合に，

そうした欲求を満たそうとする行為が問題となりやすいのは，コミュニケーション能力が乏しいこと，以前行っていた対処法を利用できなくなっていること，他の人の助けを借りなければ欲求を満たすことができなくなっていることによると考えました。さらに，環境的に欲求を満たすことが無理なことや，周囲の人に欲求を理解してもらうことが容易でないことによって，さらなる困難が加わっていると考えました。NCBTのモデルと同様に，Cohen-Mansfieldのモデルにおいても，一人ひとりにあわせて介入方略を作成することを重視しています[121]。

Birdら[18]もまた欲求を基盤とした方法の提唱者の1人であり，数多くの事例報告を行っています。ごく最近，Birdらは統制研究による効果検証も行いました[19]。第6章・第7章では，NCBTで実施している方法について解説します。特に第7章では，事例を挙げ，その方法について具体的に説明しました。私たちはそれを「ケアラー・センタード／パーソン・フォーカスト」アプローチと呼んでいますが，NCBTでは，介護者と協働するためのさまざまなガイドを作成しており，それらのガイドがチーム全体の大原則となっています。そうしたガイドの一つに，LCAPS(表4.2参照)と呼ばれるものがあります。LCAPSとは，Listen(話を聞く)，Clarify(事実確認を行う)，Agree（合意を得る)，Plan（計画を立てる)，Support（サポートを行う）の頭文字をとったものです。

チャレンジング行動に関する主要な情報を提供してくれるのは介護者です。また，本人の欲求を満たすために直接かかわってくれるのも介護者です。ですから，介護者の話を注意深く聴き，彼らを尊重し，ガイドを行うことが不可欠となります。LCAPSはそうしたことの大切さを専門家に気付かせてくれるものです。そこでは，介護者にまず意見を出してもらい，そこに臨床家が補足的に情報を加え，それらをもとに一緒に介入仮説を導き，今までのやり方の代わりに理論と実践に基づいた新しい介入法を試してもらいます。第6章では，NCBTのモデルに基づいた実践例を示しました。それに加え，欲求を基盤としたアプローチを実

表4.2 スタッフと協働で行うLCAPSガイドライン

	原則	進め方の要点
Listen （話を聞く）	チャレンジング行動で困っている人に、その行動について詳しく聞き取りを行う。また、以前どんな方法を試し、どれくらい有効だったのかという点についても情報収集する。	チャレンジング行動で困っている関係者に、その行動が生じている原因について、それぞれの意見を話してもらう。なかにはこうした聞き取り調査が初めての人もいるかもしれないので、それぞれが話したことをフィードバックできるようにする。そうしたフィードバックを通じて意見が修正される場合もある。事実だけではなく考えたことや感じたことも記録しておくとよい。この段階では、セラピストは聞き役に徹し、意見を出しすぎないことが大切である。また、本人が置かれていた状況と行動を結びつけるためにさまざまな背景情報を収集する。加えて、有効な対処法をみつけるために、これまで試してみた方法に関する記録を見るとよい。これらには、今まで誰が最もうまくかかわっていたかという情報も含まれる。
Clarify （事実確認を行う）	聴取した情報には矛盾点が含まれていることが少なくない。そのため、事実確認と整理を行う（例：どのような行動であったのか、その行動はいつ起こり、逆に起こらなかったのはどのような場合か、また誰といるときに起こったのか等）。	収集した本人に関する背景情報、セラピスト自身の認知症やチャレンジング行動に関する豊富な知識をもとに、話の内容に矛盾がないかどうかを確認していく。具体的には、関連する情報を付け足す、事実と「根拠のない」憶測とを区別するなどの作業を行う。また、感情的な思いと事実に基づく根拠とを区別することも重要である。検証過程では、以前はうまくいっていた対処法やそれがうまくいかなくなった理由についても探る。また、それまで本人と最もうまく接することができている介護者を探し、その人の関わり方で応用できる点をみつける。
Agree （合意を得る）	可能な解決策を提供するため、それまでに得られた話をまとめて関係者から合意を得る。	チャレンジング行動が生じた状況を精査し、ストーリーを一本化していく。通常、この段階は互いに合意を得るため、すべての関係者が集まって行う。

表 4.2 スタッフと協働で行う LCAPS ガイドライン（続き）

	原則	進め方の要点
Plan （計画を立てる）	本人や介護者と協働で介入計画を考案する。	チャレンジング行動のストーリーに関する合意文書をもとに介入計画を考案していく。この段階で考案された介入計画に関しても，原則や目的を確認するために関係者全員を集めて合意を行う。
Support （サポートを行う）	介護者の介入の実行をサポートする。	介入計画がうまく実行されるように，ガイダンスを行ったり，モデルを示したりする。具体的な介入法や適切な介入法がみつからない場合には，本人のチャレンジング行動が周囲の人からより許容されるような工夫を考えていく。

施していくうえで必要とされるセラピストの技術，特に質問技術に関しても述べました。

まとめ

「チャレンジング行動に有効な心理的なアプローチには，どのようなものがありますか」と，管理者から尋ねられることがよくあります。そうした質問に対して，「対象や状況によりけりですね」と答えるとむっとされることがあります。実際，管理者の中には，心理的なアプローチのことを効果のある薬のように思っていて，いわゆる「特効薬」のようなものを欲しがる人がいます。しかし，残念ながら，私たちが開発したものはそのような治療薬や製品とは異なるものです。チャレンジング行動はさまざまな原因が重なり合って生じているものです。そのため，通常は注意深いアセスメントとそれに基づく見立てを行い，一人ひとりに合わせた介入法を作成することが必要となります[227]。

また，本章では，チャレンジング行動に対するアプローチはそれらの

行動が生じてから対処するものばかりではないことを示しました。前半では，積極的・予防的な方法でチャレンジング行動の生起率を減らす方法について紹介しました。介護者の皆さんには，是非，本人のウェルビーイングが向上するような場面づくりをしていただき，そうした場面において，チャレンジング行動の予防法と介入法の両方をうまく活用してほしいと思っています。

第5章

アセスメントと治療のための概念モデル

はじめに

　私は本書のいたるところで，非薬物的アプローチの多くがエビデンスに乏しい点について指摘しました。これは個人的な見解ですが，認知症の人の体験世界に関する理論が欠落していることが，エビデンスを確立するうえで大きな壁になっていると思います。そうした理論に言及している研究はごくまれであり，その多くは本章で紹介されています（たとえば文献36，128，209など）。ところで，認知症の領域とは対照的に，感情障害の領域では，うつ，パニック，強迫性障害，精神病など，各理論モデルをもとに，疾患ごとの治療パッケージが開発されています[108]。さらにこれらの領域では，苦痛の原因や維持の過程の枠組みをもとに苦痛を軽減するための臨床的な見通しを立てられるようになっています。

　この章では，認知症の人の体験世界とチャレンジング行動に関する概念モデルをいくつか紹介します。有効な介入法を作成するための枠組みを提供するのがねらいです。読者の皆さんは，それらの説明をもとに各状況に適したモデルを選択することができるようになると思います。

　本章では，次のような点を学んでいきます。

- 認知症の人がどのように苦痛を体験しているのかをとらえるためのモデルはいくつか存在している。
- そのようなモデルは，セラピストがアセスメントを実施し介入を進めるうえで役立つものである。
- 認知症の人と介護者のダイナミクスをモデル化していくことは，認知症の人に対する共感を促し，改善に向けて話し合いを行っていくうえで役立つことが多い。

概念モデル

　概念モデルは，アセスメントや介入の指針を示し，治療の全体的な枠組みを与えてくれる重要な文献資料です[108, 229]。こうしたモデルに基づき，より明確な治療方針を立てることが可能となります。たとえば，あるモデルでは，四つの要因が行動上の問題の維持にかかわっていると考えられていたとします。この場合，最初にどの要因にアプローチすべきかを検討し決定するわけですが，同時に他の要因を考えることで，一つの要因にアプローチするだけでは見落としがちな点も予測できます。たとえば，攻撃性は実は不安や脆弱性によって生じていることがあります。この場合，攻撃性を取り除くためには，むしろ不安に対してアプローチすることが重要となります。

　この章では，そうしたモデルについて，3種類に分けてみていきます。最初のモデルは，どちらかといえば一般的な枠組みを使って認知症の体験世界を概念化したものです。次にチャレンジング行動やその対応により特化したモデルについて述べます（p.94）。最後に，認知症の人と介護者との間で生じる情動的なダイナミクスに関するモデルを紹介します（p.102）。

認知症の概念化

Kitwoodの5要素モデル[128]

　Kitwoodが考案したモデルは，五つの要素を用いて直線的に記述したものです。セラピストは，このモデルを使って，本人が認知症をどのように体験しているのかを理解することができます。アセスメントでは，「病前性格」「ヒストリー」「健康状態」「認知障害」「環境」に関する詳細な情報収集を行います。これは単純なモデルではありますが，病気という医学的な視点からではなく，その人やそのヒストリーに注意を払うことが求められます。たとえば，女性に子どもがいたことがわかれば，ケアホームの窓から学校帰りの子どもたちが見える夕方5時頃になると，決まって外出したがるわけを理解できるでしょう。

　このようにKitwoodのモデルは有用ではありますが，その枠組みは「説明的」というよりも「記述的」なことから，介入の指針としてはあまり適したものといえません。介入という点でいうと，次の認知症の概念化（CoD）の枠組みが役立つと思います。このモデルは，認知症の人では，どのように抑うつ，不安，攻撃性が高まっていくのか，その過程を説明しようとしたものです。

Jamesの「認知症の概念化」モデル[108]

　図5.1はCoDの枠組みを図示したものですが，これは基本的にはABCモデル（出来事，反応，結果）そのものといってよいと思います。出来事の体験は，認知症の人のとらえ方・考えや態度に影響されるものです。「自己認識」は文脈的要素，本人の病前性格やヒストリー，認知機能の状態によって決まってくるものです。実際，以前の社会的地位，パーソナリティのタイプ，職歴，生活上の役割，宗教，性的嗜好，身体的状態，恐怖心，病気への反応のしかたなどは，認知症のさまざまな段階で本人の認識に影響を及ぼしています。

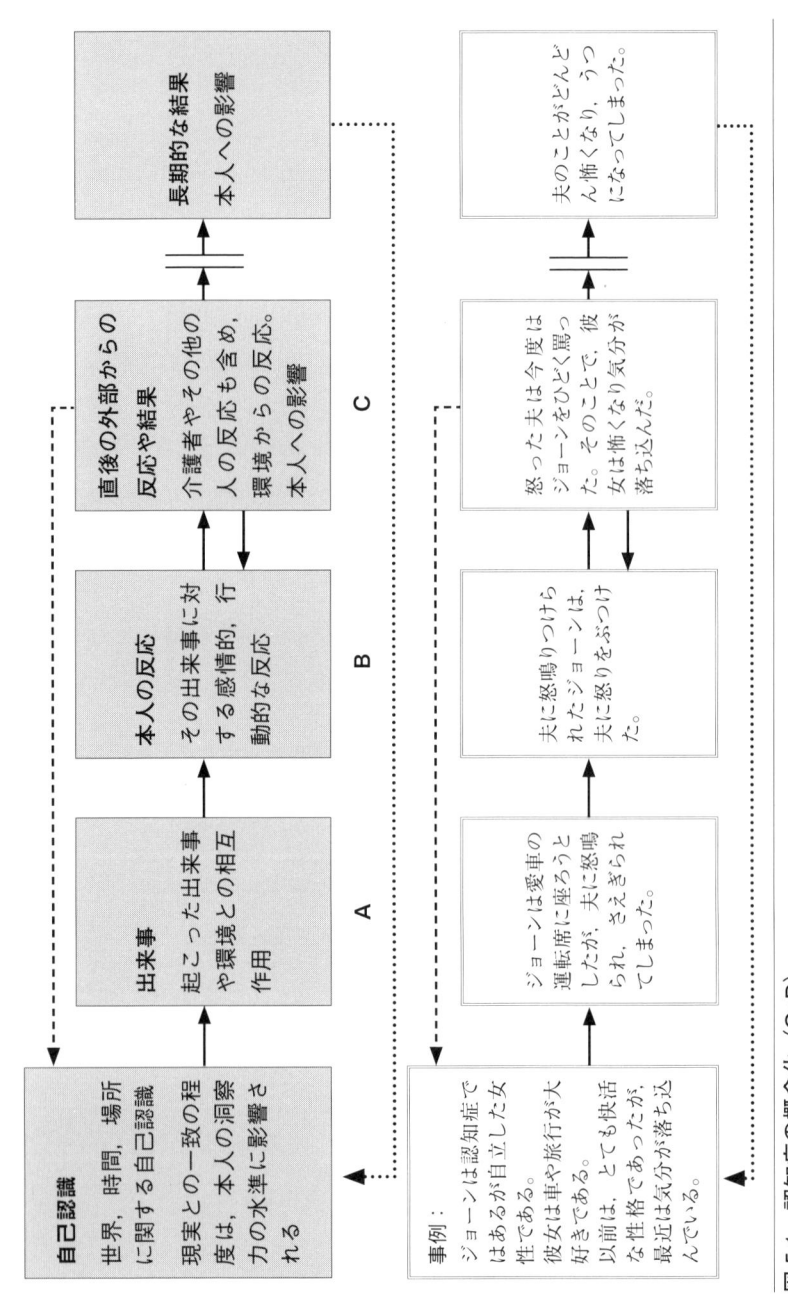

図5.1 認知症の概念化 (CoD)

自己認識
世界、時間、場所に関する自己認識
現実との一致の程度は、本人の洞察力の水準に影響される

A 出来事
起こった出来事や環境との相互作用

B 本人の反応
その出来事に対する感情的、行動的な反応

C 直後の外部からの反応や結果
介護者やその他の人の反応を含め、環境からの反応
本人への影響

長期的な結果
本人への影響

事例：
ジョーンは認知症ではあるが自立した女性である。
彼女は車や旅行が大好きである。以前は、とても快活な性格であったが、最近は気分が落ち込んでいる。

ジョーンは愛車の運転席に座ろうとしたが、夫に怒鳴られ、さえぎられてしまった。

夫に怒鳴りつけられたジョーンは、夫に怒りをぶつけた。

怒った夫は今度はジョーンをひどく罵った。そのことで、彼女は怖くなり気分が落ち込んだ。

夫のことがだんだん怖くなり、うつになってしまった。

認知症の初期，つまり洞察力の水準が高く維持されている段階では，本人は記憶や認知処理に困難を抱えていることを自覚できており，日々遭遇する出来事に対しても，そのことを意識しながら反応しているといえます。たとえば，薬の飲み忘れについて自覚のある女性の場合には，夫にそのことを指摘されても，口論になることはあまりないと思います。しかし，繰り返し非難されたり，道に迷うなどの思いもよらぬ事態が起こると，自信喪失，不安，羞恥心，あるいは気分の落ち込みが生じることがあります。

一方，洞察力が低下し始めると，本人と他者との間で現実認識にずれが生じ，周りとの関係で問題が多くなっていきます（'A'）。そして，このことが原因となり，否定的な感情が起こり，自分なりに対処しようとすることがあります。しかし，こうした本人の対処行動（'B'，安心できるものを探し求める，回避しようとするなど）について，その人が暮らす環境（自宅，アパート，病院，ケアホームなど）によってはやっかいに思われる場合があります。そして，本人の行動に対する周りの反応（自然な成り行きとして，あるいは社会的に生じた結果としての'C'）が本人のさらなる反応（感情や行動）を引き起こし，「チャレンジング行動」が形成されていきます。

たとえば，ケアホームに入居している89歳の女性は，学校に幼い子どもを迎えに行きたいと思っていました。しかし，ケアワーカーから外出はできないと言われ，その人のことを信用できなくなっていました。この場合，本人の気持ちを共感的に理解することなしに（特に現実を正しく認識できないことを考慮せず），事実だけを突きつけたとしたら，彼女はすぐにかっとなり暴力的になってしまうかもしれません。こうした状況では，バリデーションの技法[68]を使うなどして，彼女の認識に合わせて会話を進めることが大切です。そうすることで，より望ましい反応が得られるかもしれません。

こうした悪循環（A → B → C）が長期的に繰り返されると，自尊心

への悪影響が蓄積されていきます。たとえば，周りからの反応が常に懲罰的，あるいは敵意に満ちたものであれば，不信感，学習性無力感，自分自身の価値感の低下が生じる可能性があります。さらにこうしたことを毎日のように体験するとうつ症状がみられる場合もあります。

　このモデルでは，否定的な情報によって認知症の人がどんなふうにいやな思いをすることになるのかを理解することができます。その一方で，ウェルビーイングを促進する手段としても有効です。このモデルで特に強調されている点は，本人の自己洞察力や自己に関する認識の現在のレベルを把握しておくことです。また，肯定的な自己認識の促進につながるような方法で認知症の人とかかわることがセラピストには求められます。

　CoDモデルが有用な点は，認知症の人の体験世界で中心となる要素を全体的にとらえることができる点と，その一方で，そうした体験世界がつくられる過程についても理解できる点です。つまり，図の各段階の要素を変えてみた場合に，そのことが認知症の人にとってプラスになるか，あるいはマイナスになるかを検討することができるようになっています。図5.1の例でいえば，ジョーンが怒ったときに夫がひどいことを言わなかったとしたら，彼女はひどくおびえることはなかったかもしれません。加えて，夫が攻撃的ではなく，共感的に対処できるように私たちが支援していたら，妻の自尊心を傷つけずにすんだかもしれません。

　次節では，チャレンジング行動に関連する要因について，より深い洞察が可能なモデルについて説明します。

チャレンジング行動に特化した概念モデル

　次の六つの枠組みは，チャレンジング行動に関連した問題を扱っている点では共通していますが，機能的には異なっています。たとえば，最初のStokes[209]のモデルでは，「認知症」の点ばかりではなく，その「人となり」に着目することの重要性を強調しています。次の三つのモデル

は，すべて，アセスメントと介入を行うための枠組みです[36, 135, 229]。注目すべきは五つ目のモデルです。Cohen-Mansfield の欲求充足困難という考え方は，現在最もよく知られるチャレンジング行動の概念です。最後のモデルは，私たちのニューキャッスル・チャレンジング行動臨床チーム（NCBT）で開発したものです。これは他の枠組みの特徴を統合したものであり，第6章・第7章で紹介する，NCBT で使っている臨床的見立ての基盤となっています。

Stokes の心因性モデル[209]

Stokes のモデル（図5.2参照）では，いったん認知症と診断されてしまうと，本人にみられる問題を安易に「病気」と結び付け，心理的側面に注意が向きにくくなってしまう点に焦点が当てられています。たとえば，認知症の人がトイレ誘導の際に攻撃的な態度をとったとしましょう。この場合，本人がごく正常な反応として見知らぬ人に連れて行かれることを拒否しているというよりも，アルツハイマー病の症状としてとらえられてしまうかもしれません。

Stokes は，「認知症」をその人に関する正しい認識や理解を阻害する「障壁」ととらえるべきだといいます。この障壁の程度には，その人の認知・身体機能の状態や病気，さらには薬物や感覚機能の低下が関係しています。Stokes は以下のように述べています。

　　通常の交信手段が絶たれた状況では，その人を理解することは容易なことではありません。しかし，認知症のある人が，どのような人で，なぜそんなことをしたのか，何をしようとしていたのかを理解する道が完全に閉ざされてしまったわけではありません。障壁の向こう側の人と交信するには，世間に蔓延する認知症に対する考えと対決し，彼らの行動の多くは意味のないものではない，意味のあるものだと主張していかなければなりません（文献209, p.55）。

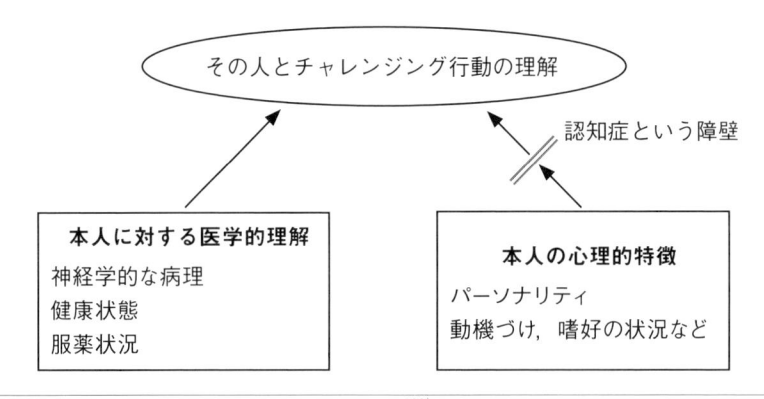

図5.2 病気の障壁に隠れたその人らしさ[209]

　Stokes は，後に改訂したモデルにおいて，社会的環境（ケアや関係性）や物理的環境（建築やデザイン）の両面を含む広範な文脈からチャレンジング行動をとらえることの重要性を強調しました。

問題行動に対する Kunik のモデル[135]

　Kunik らは，自らのモデルを「問題行動の多次元モデル」と称しています。彼らは，問題行動の原因をとらえるうえで検証すべき三つの側面（すなわち本人，介護者，環境）を挙げました。そしてその側面ごとに要因を固定要因と変動要因に分類しました。このうち，固定要因とは，変更することが難しい，あるいは不可能なものです。一方，変動要因とは，セラピストや家族，スタッフなどの努力により変更が可能なものです。図5.3 はそのモデルを簡略化して示したものです。

　このモデルの有用な点は，チャレンジング行動が生じている文脈内で，変容不可能な側面と，変容可能な過程としてターゲット化できる側面を区別できる点です。たとえば，独歩できるようにすることは不可能な状態であったとしても，電動車椅子を使って定期的に外出することはできるかもしれません。そうした定期的な外出によりフラストレーションは

患者側の要因

変動要因：治療可能な身体的，精神的健康状態

固定要因：ジェンダー，歴史，教育歴，婚姻状況

介護者側の要因

変動要因：認知症に関する知識，態度，ケアスキル，治療可能な精神的健康状態

固定要因：ジェンダー，教育・文化的背景

チャレンジング行動

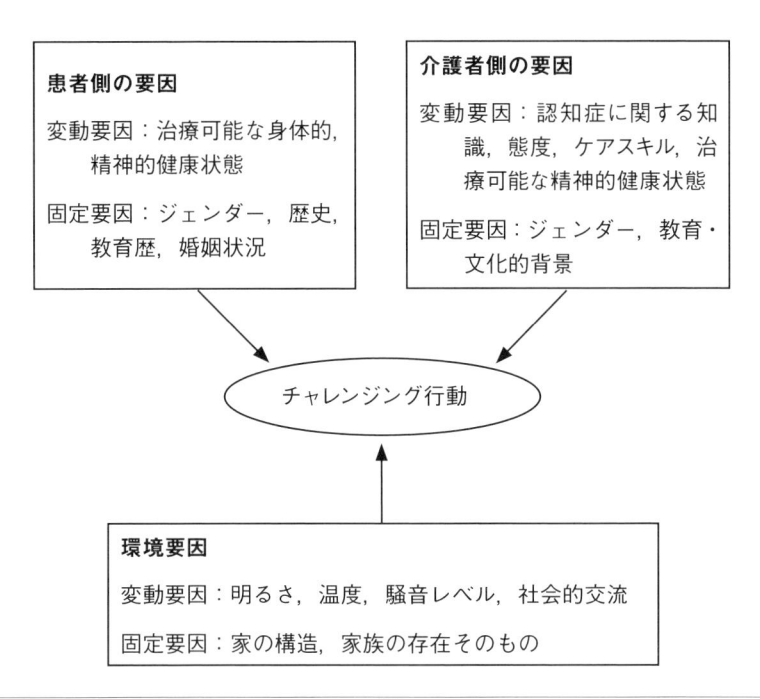

環境要因

変動要因：明るさ，温度，騒音レベル，社会的交流

固定要因：家の構造，家族の存在そのもの

図5.3　認知症の行動問題の概念モデル[135]

軽減され，チャレンジング行動の生起も減らすことが可能になるでしょう。

進行性・変性性認知症の精神症状に関する包括的モデル[229]

VolicerとHurleyは，このモデルについて，行動と精神症状の両方を包括的にとらえ，チャレンジング行動の理解やマネジメントを行おうとしたものであると述べています。このモデルは，四つの円が重なった玉ねぎの輪切りのような図に表されます*。玉ねぎの芯にあたるのは「認知症の進行過程」です。これは病前のパーソナリティや認知症自体の特徴に影響されます。そして芯を囲む内側の二つの輪は，それぞれチャレ

＊訳注）文献229，p.842参照

ンジング行動の一次的および二次的原因を示しています。彼らはこれらの輪について，次のように述べています。

> 認知症によって一次的に生じる問題は，「日常生活機能の障害」「気分障害」「妄想・幻覚」である。これらの問題は単独あるいは複数で，「有意義な活動にかかわれなくなる」「ADL（日常生活動作）面で依存的になる」といった状況や，「空間的な見当識障害」「不安」といった症状を副次的に生み出す。そして，認知症によって一次的・二次的にもたらされた状態・症状は，周辺症状（チャレンジング行動）の原因となる。（文献 229）

一番外側の輪には，チャレンジング行動（抵抗，攻撃，拒食，他者への妨害）が含まれています。このモデルでは，チャレンジング行動のタイプや重症度に影響を与える四つの文脈的要因の役割も示されています。その四つとは，介護，社会的環境，物理的環境，医学的治療です。このモデルは問題行動に関する要素間のつながりについて教えてくれています。その点でこのモデルはチャレンジング行動の治療に貢献しているといえます。

Cohen-Mansfield の欲求充足困難モデル[36]

Cohen-Mansfield の研究は，すでに第 1 章と第 2 章で説明しました。彼女の優れた研究報告は，この分野で働く人にとって必読書といってよいでしょう。その中で最も素晴らしいと思われるモデルは「欲求充足困難」の考えに基づいたものです（図 5.4）。これは Algase ら[3]の「欲求駆動行動（NDB）」モデルによく似ています。

ここでは，行動（チャレンジング行動）を満たされていない欲求の産物ととらえます。そうした行動には，「直接欲求を満たそうとする行動」「本人の欲求のシグナルとしての行動」「欲求が満たされていないフラス

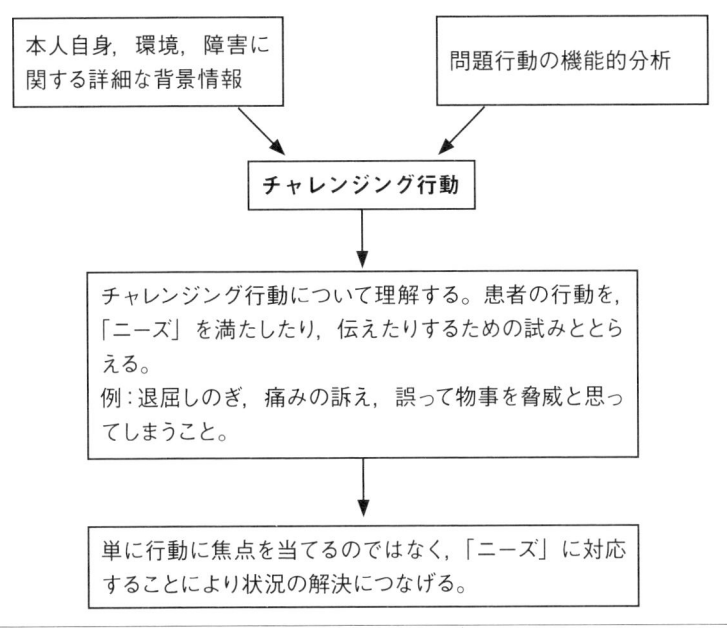

```
┌─────────────────────┐      ┌─────────────────┐
│ 本人自身，環境，障害に│      │ 問題行動の機能的分析│
│ 関する詳細な背景情報  │      │                 │
└──────────┬──────────┘      └────────┬────────┘
           │                          │
           ▼                          ▼
        ┌──────────────────┐
        │  チャレンジング行動 │
        └────────┬─────────┘
                 ▼
  ┌──────────────────────────────────────────┐
  │ チャレンジング行動について理解する。患者の行動を，│
  │ 「ニーズ」を満たしたり，伝えたりするための試みとと│
  │ える。                                     │
  │ 例：退屈しのぎ，痛みの訴え，誤って物事を脅威と思っ│
  │ てしまうこと。                              │
  └──────────────────┬───────────────────────┘
                     ▼
  ┌──────────────────────────────────────────┐
  │ 単に行動に焦点を当てるのではなく，「ニーズ」に対応│
  │ することにより状況の解決につなげる。          │
  └──────────────────────────────────────────┘
```

図 5.4　Cohen-Mansfield の欲求充足困難モデル[36]

トレーションのあらわれとしての行動」があります。ここでは，本人の欲求を見きわめることが臨床家の役割となります。そのために，その人の現在・過去の生活の様子を詳しく調べていきます。原因となっている欲求を突きとめた後，欲求を満たすことを目的とした介入を行います。Cohen-Mansfield の欲求充足困難モデルの発展形が Treatment Routes for Exploring Agitation（TREA）の枠組み（第1章を参照）です。これはアジテーション（チャレンジング行動）のタイプ（言語的アジテーション，身体的／非攻撃的行動，身体的／攻撃的行動）に合わせて治療ができるようになっているものです。つまり，これらの行動は異なる原因や意味をもっており，それに合わせた方略が必要であると考えられています。たとえば，Cohen-Mansfield[36] の研究では，言語的アジテーションの基盤となっている欲求には，不快感，社会的接触の不足，身体的な

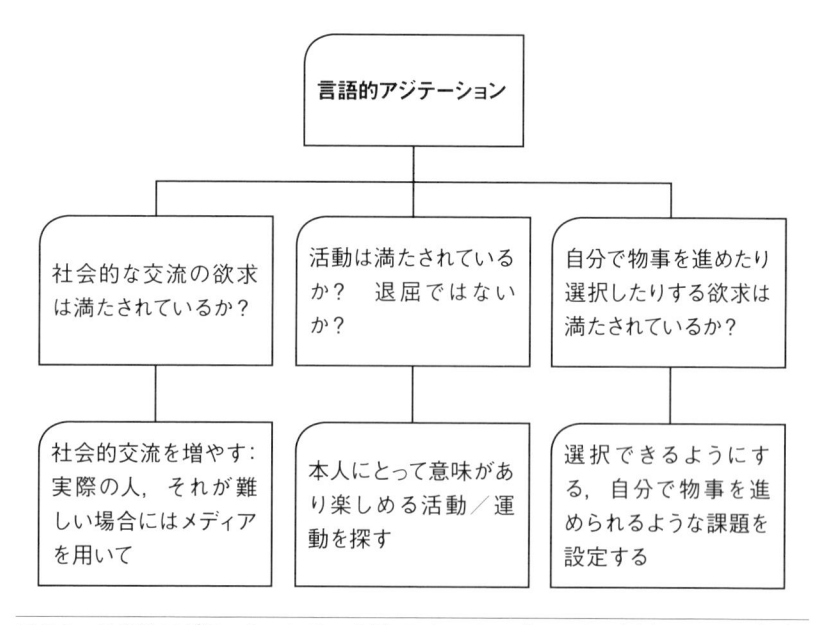

```
                    ┌─────────────────┐
                    │ 言語的アジテーション │
                    └─────────────────┘
          ┌──────────────┬──────────────┐
┌─────────────────┐ ┌─────────────────┐ ┌─────────────────┐
│ 社会的な交流の欲求 │ │ 活動は満たされている │ │ 自分で物事を進めたり │
│ は満たされているか？│ │ か？　退屈ではない │ │ 選択したりする欲求は │
│                 │ │ か？             │ │ 満たされているか？  │
└─────────────────┘ └─────────────────┘ └─────────────────┘
┌─────────────────┐ ┌─────────────────┐ ┌─────────────────┐
│ 社会的交流を増やす：│ │ 本人にとって意味があ │ │ 選択できるようにす │
│ 実際の人，それが難 │ │ り楽しめる活動／運 │ │ る，自分で物事を進 │
│ しい場合にはメディア│ │ 動を探す         │ │ められるような課題を│
│ を用いて         │ │                 │ │ 設定する         │
└─────────────────┘ └─────────────────┘ └─────────────────┘
```

図 5.5　言語的アジテーションのマネジメントへのアプローチの例 (TREA モデル)

疼痛が関係しており，活動不足や抑うつがともなうこともあることが示唆されています（図 5.5 参照）。TREA アプローチでは，その人の行動，環境，過去の好みや欲求に関する情報のアセスメントをもとに，デシジョン・ツリー（決定木）を使って，最も可能性が高いと思われるチャレンジング行動の原因にたどり着けるようになっています。すなわちこのデシジョン・ツリーは，本人の行動と最も関係している欲求を突きとめることができるように介護者をガイドするものです。

James によるチャレンジング行動の概念化[108]

Cohen-Mansfield のモデルと多くの点で共通していますが，このモデルでは，ある行動が他の人からやっかいなものとしてレッテルを貼られた場合にのみチャレンジング行動とみなされると考えられています（図

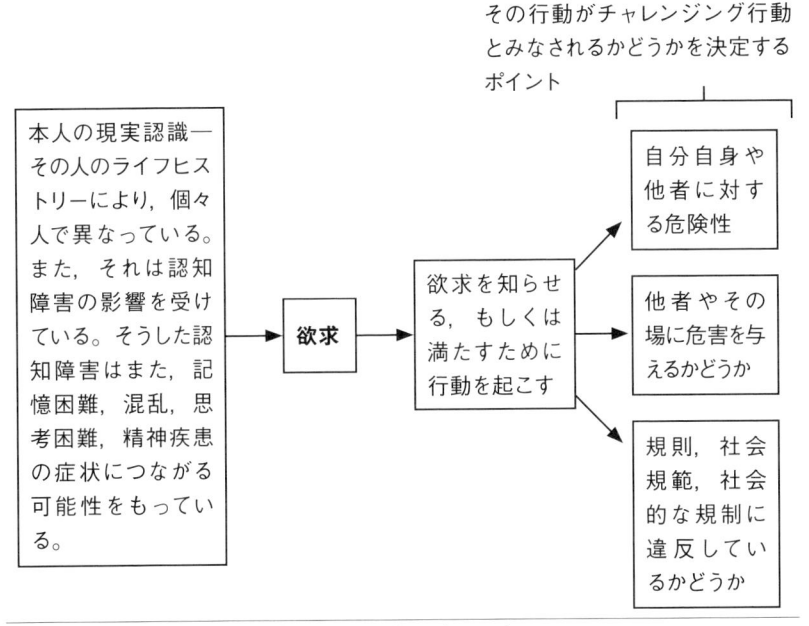

第 5 章　アセスメントと治療のための概念モデル　101

```
                                    その行動がチャレンジング行動
                                    とみなされるかどうかを決定する
                                    ポイント

┌──────────────┐                          ┌──────────┐
│本人の現実認識─│                       ┌→│自分自身や │
│その人のライフヒス│                    │ │他者に対す │
│トリーにより，個々│                    │ │る危険性   │
│人で異なっている。│                    │ └──────────┘
│また，それは認知│    ┌────┐  ┌────────┐│ ┌──────────┐
│障害の影響を受け│    │    │  │欲求を知らせ││ │他者やその │
│ている。そうした認│──→│欲求│─→│る，もしくは├┼→│場に危害を与│
│知障害はまた，記│    │    │  │満たすために││ │えるかどうか│
│憶困難，混乱，思│    └────┘  │行動を起こす││ └──────────┘
│考困難，精神疾患│              └────────┘│ ┌──────────┐
│の症状につながる│                          │ │規則，社会 │
│可能性をもってい│                          └→│規範，社会 │
│る。            │                            │的な規制に │
│                │                            │違反してい │
│                │                            │るかどうか │
└──────────────┘                            └──────────┘
```

図 5.6　James のチャレンジング行動（JCB）モデル

5.6 参照）。たとえば，引き出しを開けて物色するという行動は，そのことで他に迷惑する人がいる場合にチャレンジング行動とみなされるのです。このモデルでは，本人の欲求を理解するために，本人の現実認識の状態を調べ，それが介護者の現実認識（標準的な現実認識）とどれくらい一致しているのかを見きわめる必要があります。そして一致の程度を調べる場合，次のようなことを確かめるとよいでしょう。すなわち，「今いる場所がわかっているか」，「年齢がわかっているか」「自分の得意なことや苦手なことを把握できているか」「困ったときの対処法をもっているか」「心配なことは何か」「痛みを伝えることができるか」「困っていることは何か」といった点です。こうした点を知るためには，本人の過去・現在の状況について，詳細なアセスメントを行うことが必要になります。

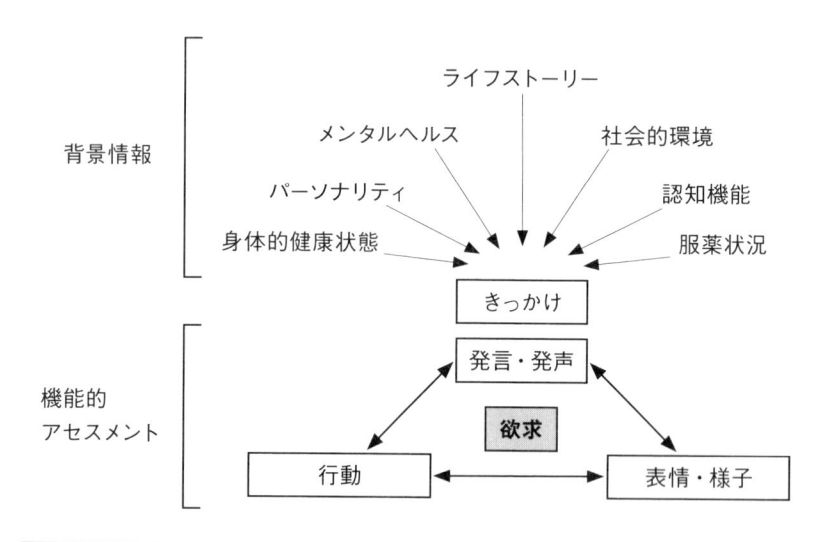

```
背景情報 ┤
  身体的健康状態 → きっかけ
  パーソナリティ ↗
  メンタルヘルス ↗
  ライフストーリー ↓
  社会的環境 ↙
  認知機能 ↙
  服薬状況 ↙

機能的
アセスメント ┤
      発言・発声
     ↙    ↘
   行動 ← 欲求 → 表情・様子
```

図 5.7 NCBT の臨床モデル[106)]

　時間をかけて，このモデルは臨床で使いやすいものになっていきました。そして今では，それは NCBT の臨床モデル（図 5.7 参照）として知られるようになりました。このモデルに関しては，第 6 章で詳しく説明します。

　最後に，コミュニケーションスキルの乏しい人の感情を介護者が共感できるようにするためによく使われるモデルを示します。これは介護過程で生じる感情のダイナミクスをとらえるうえでも役立つものです。

感情のダイナミクスを理解するための概念モデル
認知の三徴

　チャレンジング行動は，認知症の人や介護者が感情的に物事を考えたり，激しい感情を表に出してしまったりしたことと関係しています。感情的に物事を考えてしまうと，理性が失われ，衝動的になってしまうのが普通です。そのような場合には問題解決能力の働きが低下しがちにな

りますが，認知機能に障害がある人であればなおさらでしょう。そのためケアワークでは，感情を理解する，知ることが重要となります。そして，セラピストは，介護者が自身や認知症の人の感情的な変化に気付くことができるように努めるべきです。Darwin[48]の理論からも明らかなように，我々は異なる感情を識別することにたけていて，感情を表している他者に共感することができます。Darwin は，文化に関係なく，人は六つの基本的な感情表現を理解することができると指摘しています。その六つとは，すなわち「怒り」「抑うつ」「不安」「嫌悪」「驚き」「喜び」です[64]。ここでは，治療という目的から，「抑うつ」「不安」「怒り」の三つの感情にかかわる話をしたいと思います。Beck は Darwin の考えを自身の内容特異性*のモデルに取り入れました[17]。彼は，表情や外見的な様子に思っていることが反映されると考えました。彼の考えを最もよく表しているのが，「認知の三徴」です（表 5.1 参照）。

　たとえば，「抑うつ」の三徴の典型的なものとしては，「私は価値のない人間だ」「この世はひどくつらいものだ」「未来は暗い」といった思いを挙げることができます。また，「不安」の三徴は，「自分はもろくて今にも壊れそうだ」「この世は恐ろしい，混沌としたものだ」「未来は予測のつかないものだ」というものです。一方，怒りの感情に特有の「思い」についても，認知の三徴のフォーマットを使って明らかにすることができます。それらは，「どうしてこんなひどいことが私に降りかかるのか」「世の中は敵ばかりだ」「未来は危うい」といったものです[107]。

　この認知の三徴は，特に本人がコミュニケーションスキルに乏しい場合，チャレンジング行動を考えるうえで有用なモデルであるといえます。そのような人の場合には，「どのように感じているのか」や，「何を考えているか」を直接確かめることができないことがよくあると思います。しかし，表情・様子を見ただけで，苦痛のもとになっている事柄をある

＊訳注）内容特異性：「抑うつ」「不安」などの感情ごとで，思いやとらえ方・考えの内容が異なるというもの。

表 5.1 心の中の考えとあらわれた感情との関係

表情・様子	中心的な考え
抑うつ	自分は価値のない，能力に欠ける人間であり，世の中を敵対的で無慈悲なものと感じている。そして，未来は絶望的であると感じている。
不安	自分はもろくて，今にも壊れそうな人間だと感じており，世の中は混沌とし，未来は予測不可能なものと感じている。
怒り	誰かが自分のことを不当に扱っており，自分の権利が侵されていると感じている。周囲は敵ばかりで，将来自分の尊厳を侵されないようにするために何か手を打たなければならないと感じている。

程度推測することはできます。さらにこの三徴は，治療のテンプレートとしても役立つものです。たとえば，ある人が不安そうにみえたなら，単純に次のようなことを考えてみるとよいと思います。

(a) スミスさんが自分はもろくて，今にも壊れそうだと思ってしまう原因は何か？ それを変えるためにセラピスト（自分）ができることは何か？
(b) 混沌とした状況を改善するためにセラピストができることは何か？
(c) 物事をもっと予測できるようにするためにセラピストができることはないのか？

たとえば，次のように，図をもとにスミスさんの怒りは不安に基づくものであることがわかりました。具体的には，彼女の怒りは，恥じらいや不安によって興奮が高まり，周りから見下されていると感じていることが原因となっていました。そのため，対応では，わかりやすい標識や矢印などを設置してトイレを見つけやすくするなどし，パニックにならないように配慮していくことが基本となります。

トイレの場所がわからないときの不安

表情から，不安で困った状況でどう対処したらよいのかわからない様子が見てとれました。

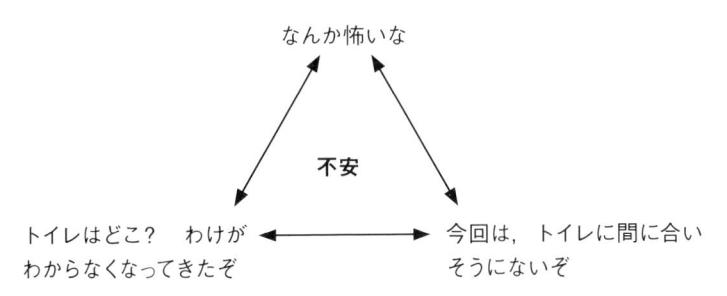

```
           なんか怖いな
            ↗     ↖
           ↙       ↘
              不安
           ↙       ↘
          ↙         ↘
トイレはどこ？ わけが ←→ 今回は，トイレに間に合い
わからなくなってきたぞ       そうにないぞ
```

スミスさんの怒りのもととなっている不安の理解

彼女は恐怖から思考力が低下し混乱状態になっていました。そして，パニック状態となってしまい，トイレに間に合いませんでした。

失禁したことによる羞恥心（羞恥心は屈辱感に関係している）

彼女は失禁してしまったこと，服が濡れていることを周りの人に気付かれてしまったことに屈辱を感じていました。

感情が爆発しそうで，これ以上恥ずかしい思いはしたくありませんでした。そんなふうに思っていたところに，介護スタッフが手伝いにやってきて，「部屋に行って新しいズボンに着替えましょう」と言われたので，すぐにかっとなってしまいました。

バカにされたと感じたときの怒り

怒りの三徴は，スミスさんがひどい扱いを受けたと感じていることを示しています。

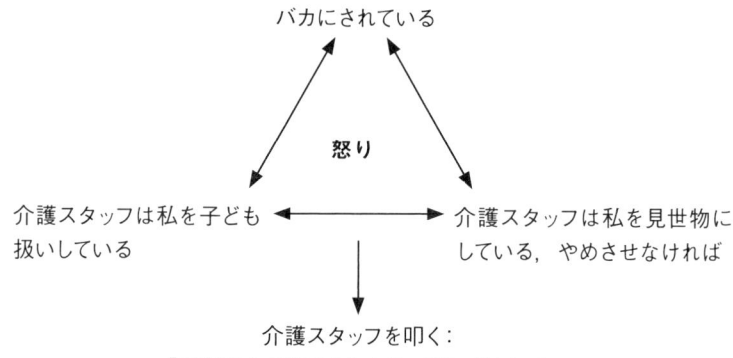

```
                    バカにされている
                      ↗     ↖
                     ↙       ↘
                       怒り
  介護スタッフは私を子ども ⇄ 介護スタッフは私を見世物に
  扱いしている              している，やめさせなければ
                        ↓
                  介護スタッフを叩く：
              「突然暴力を振るう」とラベリングされる
```

スミスさんの恐怖心と羞恥心に基づく怒りの理解

　この三徴を使うことで，チャレンジング行動が生じたとき，介護者自身がどんな反応をしていたのかを振り返り，さらにそこでどのようなダイナミクスが働いていたのかを知ることができます。以下に典型的な介護者の事例を示しました。この例では，介護者の支援に三徴のモデルをどのように活用するのかに焦点が当てられています。ケアを受ける側の気分や行動をモニターすることで，介護者は認知症の人の体験世界に共感できるようになると思います。

事　例

　ジョーン・テイラーは，認知症の人の家族会に入会している71歳の女性です。52年前に結婚した夫（75歳のトム）は，3年前にアルツハイマー病と診断されました。最近のトムといえば，日の出とともに起床し，支度をして鉱山の仕事に出かけようとします。彼は退職したことを認識できていないのです。しかし，ジョーンは，自分は無力でこうした状況を変えることができないと思っていました。やめるように繰り返しお願いしたところで，トムはまったく相手にしてくれま

せん。そのことにむっとしていました。退職した現実を夫に伝えては
みるのですが，聞く耳をもってくれず，かっとなってしまうこともあ
りました。長年連れ添った「夫」はそこにはいないと思うと悲しくな
り，怒鳴り散らしたことで罪悪感にかられるのでした。

　こうした事情についてかかりつけ医に相談したところ，高齢者の地
域精神保健サービスを紹介され，トムはチャレンジング行動のアセス
メントを受けることになりました。サービスでは認知症の人の家族会
も紹介されました。会のメンバーならば誰でもそうでしたが，ジョー
ンはひどく感情的になってしまった経験を数多くもっていました。夫
のためにできる限りのことはやろうと決めていましたが，（睡眠不足
による）肉体的・精神的な消耗により日々のトラブルを処理できなく
なっており，徐々に精神的に追い込まれていました。

　確かにそうした会に参加してよかった点もありました。たとえば，
欲求不満，怒り，罪悪感を体験しているのは自分だけではない。その
ことがわかって安堵できた点もありました。しかし，自分の心理をよ
り理解できたところで，夫の状況を理解できるようになるわけではあ
りません。「自分が何をしているのか，現実を理解しなければならな
いのは夫のほうだ」。「夫は私の言うことを一度だって聞いてくれたた
めしがない」。こうしたネガティブな考えが怒りにつながっていまし
た。特に早朝，鉱山用ヘルメットを探す夫に起こされたときはひどい
ものでした。しかし，彼女に怒鳴りつけられている夫は，ときおり不
快感や苦痛を示すことがあり，言われたことの一部を事実として認識
できていると思えることがありました。「あんたは自分勝手でひどい
老いぼれよ！　ひとりで歩くことだってできやしない。なんで炭鉱の
仕事のことなんか考えるのよ！」。ジョーンはこんなふうにいつも夫
を怒鳴りつけていました。

　こうした状況に対し，三徴の見立てを使うことで，ジョーンは夫の
心理状態を把握することができました。また，ふたりが衝突している
場面の感情の動きについて，その瞬間に生じているダイナミクスをとら

えることができました。図5.8は，夫が着替えているシーンをジョーンが目撃したところから始まる，夫婦間のやりとりを図式化したものです。この図式の中のトムの発言はジョーンとセラピストによって考え出された，いわば「ベスト」な推測といってよいものです。これは感情的になっていたジョーンの意見ではなく，トムの行動，身振り，表出された気持ちなど，観察可能な情報に基づきセラピストが推測したものです。

　図5.8をみると，問題は早朝に起きだした夫をジョーンが目撃したことから始まっていることがわかります。これがきっかけとなり，かっとなったジョーンは夫を怒鳴りつけてしまいます。すると驚いた夫は逆にジョーンを罵倒します（トムは子どもの頃からそんなふうに怒鳴りつけられた経験がありませんでした）。これに対し，ジョーンはさらに攻撃的な態度で応戦します。彼女も絶対に引き下がれません。夫に家を出ていかれて，早朝の5時に街をうろつかれたりしたら大変です。その一方で，夫のトムは口論の最中，ときおり，自分の考えのおかしな点に気付くことがありました。そんなとき，トムはひどく混乱しおびえているような様子になり，やがて黙り込んで引っ込んでしまいました。こうした夫の様子をみると，ジョーンの方も罪悪感や抑うつ感で悩まされるのでした。

　三徴のモデルを用いてセラピストと整理する作業を通じて，ジョーンは夫側から見た世界についてより深く洞察できるようになり，チャレンジング行動の状況について，もう一度とらえなおす機会を得ることができました。かつては夫がわざと頑固な態度をとっているのではないかと思っていましたが，そうしたネガティブな自分の考えは，実際の夫の混乱や不安の様子と矛盾していることに気付くことができました。ジョーンはこれまで自分が一方的な見方をしていたことに気付き，夫の行動について別の仮説を立てることができるようになりました。たとえば，以前であれば，夫の行動は彼が別人になってしまったことを意味しているのではないかと感じたものですが，それは夫が今

第 5 章　アセスメントと治療のための概念モデル　109

行動のきっかけ
トムが朝早く起きて，仕事の準備を始める。仕事に遅れるわけにはいかないと彼は言う。

ジョーンの三徴

怒りの三徴
何度も言っているのに，よくもまあ，私のことを無視してくれるわ。／わざとやっているんでしょうね。／行かせるわけにはいかないわ！
「さっさとベッドに戻んなさいよ！ このバカ！」

怒りの三徴
あんたに怒鳴られる筋合いはないわ！　この恩知らずが！／二度とこんなことをしないようにさせてやる。
「ボケてんじゃないの！　あんたは20年前にとっくに退職してんだよ！」

罪悪感の二徴
あぁ，怒鳴るべきじゃなかった。／ひどく怖がらせてしまった。

うつの三徴
私はひどい介護者で，ひどい妻だ。／救いようがない。／状況は悪くなる一方だ。

トムの三徴*

怒りの三徴
子ども扱いしやがって。／俺に指図しようってのかい。／そんなこと我慢できないぞ。
「黙れ！　ちゃんとした女房だったら，俺の支度を手伝うのが筋ってもんだろ！」

不安の三徴
あれれ。自分がおかしなことしてるのかな。／混乱してきた。わけがわからない。昔は自分のことも，していることもしっかりわかっていたのに。

原　注）斜体の引用符は実際に話されたこと，他の部分は内言の例である。
＊原注）認知機能の障害のため，夫のトムは出来事に対して自分がどのように思ったのかを詳しく説明することができない。そのため，彼の三徴は，セラピストと妻のジョーンが考えたものである。ジョーンの洞察が深まり，夫の三徴のモデルをつくり上げることができるようにするため，セラピストは具体的な質問を行った（例：ご主人の立場だったら，言われたことに対してどんなふうに反応し言い返すでしょう？）。

図 5.8　テイラー夫妻の三徴のマッピング

も変わらずまじめで働き者であることを示していると理解できるようになりました。仕事で夫が一度も遅刻したことがないことを話している彼女は，誇らしげにさえ感じられました。また，彼女は夫がずっと家族思いの人であったことも思い出すことができました。三徴のモデルとセラピストの助けにより，ジョーンは，夫の行動はある意味，自尊心を維持しようとしている試みであって，慣れ親しんだことをすることで安心感を得ようとしているのだと思えるようになりました。

　こうした作業を通じて，問題となっている行動の生起を減らす実際的な手立てをいくつか考案することができました。たとえば，寝室周辺には夫の仕事や退職したことがわかる写真を置き，ベッドの横の壁には炭鉱閉鎖の新聞記事の切り抜きを貼って，それらを目に触れやすくしておきました。また，仕事着のようなもの（たとえば，庭仕事をするときに着る服）は他の部屋に移し，ベッドルームの洋服箪笥にはフォーマルな服だけを入れておくようにしました。さらに時計の針を2時間ほど遅らせ，夫が起きたら，仕事に行くにはまだ早すぎると伝えられるようにしておきました。加えて，怒鳴ると夫はさらに意固地になってしまうので，穏やかに接してまずい状況を回避するという方法も教わりました。寝室を出て1階に下りると夫の見当識が現実に戻ることが多いこともわかりました。特に有効だったのは，夫にお願いして，紅茶を1杯入れてもらうことでした。それをしている間，仕事に出かけなければならないという意識は消えていました。また万が一，夫が外に出てしまったときのことを考え，出口付近に警報機を設置しました。そして，このような夫の問題に対し，実際に計画を実践し変化を調べることで，ジョーンの対応力は向上していきました。

　ジョーンは，認知の三徴の見立てによって，チャレンジング行動のダイナミクスを理解し，これまでの考え方をあらため，新たな対応を考案できるようになりました。また，たとえ異なる状況であっても一貫した対応ができるようになりました。加えて，ときどき極端に感情的になってしまう（怒り，不満，憎しみが高まる）ことがあったので

すが，そうしたことは介護をしていればごく普通に起こることだと受け入れられるようになりました。そのような「受け入れ」によって，罪悪感や抑うつ感の悪化のみならず，おそらく虐待につながるような感情が鬱積することも防ぐことができたと思います。

まとめ

　本章ではいくつかの概念モデルを紹介しましたが，それぞれアプローチする側面が少しずつ違っており，機能的にも異なるものでした。しかし，認知症の人の体験世界，すなわち彼らの苦痛について，その前提となるきっかけや維持している要因について理解しようとしている点は共通していました。こうしたモデルの中には，ウェルビーイングの向上に関係する要因についてまとめたものもあります（たとえばCoD[108]）。

　Pp.102 ～ 111 で示したように，これらのモデルは介護者の苦痛を理解するうえでも有効です。これまでのエビデンスでは，チャレンジング行動に関するダイナミクスの理解が深まると，介護者はそうした気付きに沿ってチャレンジング行動をとらえ直すことができるようになると考えられています。こうした理解によって，介護者は「行動」よりも「人」そのものに焦点を当てることができるようになります[162]。

　また，概念モデルに関しては，他の臨床分野で非常によい効果が得られていることから[61]，認知症ケアの分野でも同様の効果が得られることが期待できると思います。

第6章
ニューキャッスル・チャレンジング行動臨床チーム（NCBT）: 私たちの臨床モデル

はじめに

　この章では，これまで述べてきたことを実践場面でどのように活用していくのかについて説明します。このアプローチは薬物療法に代わるものであり，生物・心理・社会的な観点からチャレンジング行動をとらえたものです。チャレンジング行動は，未充足の欲求の結果として生じたものと考えられ，その欲求を充足することが介入の焦点となります。認知症の人の体験世界に関するモデルを使えば，さまざまなチャレンジング行動の見立てを行うことが可能となります。本章では，前述した原理や理論について，ニューキャッスル・チャレンジング行動臨床チーム（NCBT）では具体的にどのように取り組んでいるのかを説明します。私たち NCBT は 24 時間体制で支援を行っており，イギリス国内のさまざまな臨床チームにも技術提供を行っています。提供先にはたとえば国のガイドラインで優良な実践機関として知られるドンカスター・ケアホーム・リエゾンサービス[92]も含まれています。

　本章では，次の点について述べます。

- チャレンジング行動の介入に用いる生物・心理・社会的モデルの構

造やプロセス
- 常時介護を必要とする人を対象とする介護施設で，認知症の人（本人）やスタッフと協働で状況を改善していくための心理的介入技術

　NCBTのアプローチは，本人のみならずスタッフ（ケアラー）を含め，関係者全体にかかわるものです。それゆえ，このアプローチは，「ケアラー・センタード／パーソン・フォーカスト・アプローチ」と呼ばれています。私たちは，チャレンジング行動の維持や消失には，スタッフ（ケアラー）の対応が鍵となっていると考えています（ケアラー・センタード）。また「パーソン・フォーカスト」の点では，標準化されたアプローチ（例：RO，回想法，CST）とは異なり，私たちのアプローチは，多くの場合が一人ひとりに合わせた，いわゆるオーダーメイド方式によるものです（詳細は，表2.1〜2.6参照）。その中には，介護スタッフが今まで試したことのある方法も含まれているかもしれません。しかし，そのときはやり方を徹底できなかったために目立った効果がみられなかった可能性があります。介護現場では，資源が限られていたり，スタッフのトレーニングが十分行われていなかったりすることがよくあります。そのため，介入計画は，基本的なもので現場に即していることが特に重要となります。複雑すぎたり，高価な機材が必要であったりする計画は現場向きとはいえません。

　また，セラピストがスタッフと協働で取り組むことは非常に重要なことです。表6.1は，そのための原則（LCAPS：Listen, Clarify, Agree, Plan, Support）を示したものです。この章では，LCAPSについて具体的に説明し，それに基づいてNCBTではどのような取り組みを行っているかについて述べたいと思います。

NCBTのアプローチの手順

　NCBTでは，全体で14週（5＋9週）のプログラムを用いています。これは表6.2に示すように，いくつかのステージから構成されるものですが，前半重視のプログラムであり，集中的な作業のほとんどが最初の5週間に行われます。その後の段階では，本人に対するスタッフの関わり方をモニターしフィードバックを行うとともに，見立てや介入計画の調整を図ります。

　次節以降では，アセスメントからアウトカムまでの，本アプローチのプロセスや構造について，「アセスメント期」「情報共有セッション」「見立て」「介入計画の作成と支援」「取り組みの成果」の順に説明していきます。

アセスメント期の手順と構造：話を聞く，確認する

　アセスメントは二つの働きをもっています。まず介入に関連する情報を収集すること。もう一つは，そうした情報収集を通じ，スタッフを巻き込んでいくことです。セラピストは，スタッフのチャレンジング行動に対するさまざまなとらえ方，これまで試みた対応法について，時間をかけ，注意深く聞き取り調査を行います（LCAPS参照）。この段階では，早急な対応の必要性がなければ，状況をきちんと把握できるまで，スタッフの考えにコメントすべきではありません。確かにスタッフの話が始まれば，質問しはっきりさせたい点も出てくると思いますが，その場合には穏やかに進め，対立を避けるようにしてください。そのためにはセラピストは，スタッフに対して，共感する，協力的な態度をとる，しっかりと傾聴するなど，治療的な態度をとることが必要です（表6.3，文献74より引用）。そして，こうしたセラピストの関わりを通じて，スタッフは本人やチャレンジング行動の原因についてもっと知りたい，学びた

表6.1 スタッフと協働で行う LCAPS ガイドライン

	原則	進め方の要点
Listen （話を聞く）	チャレンジング行動で困っている人に，その行動について詳しく聞き取りを行う。また，以前どんな方法を試し，どれくらい有効だったのかという点についても情報収集する。	チャレンジング行動で困っている関係者に，その行動が生じている原因について，それぞれの意見を話してもらう。なかにはこうした聞き取り調査が初めての人もいるかもしれないので，それぞれが話したことをフィードバックできるようにする。そうしたフィードバックを通じて意見が修正される場合もある。事実だけではなく考えたことや感じたことも記録しておくとよい。この段階では，セラピストは聞き役に徹し，意見を出しすぎないことが大切である。また，本人が置かれていた状況と行動を結びつけるためにさまざまな背景情報を収集する。加えて，有効な対処法をみつけるために，これまで試してみた方法に関する記録を見るとよい。これらには，今まで誰が最もうまくかかわっていたかという情報も含まれる。
Clarify （事実確認を行う）	聴取した情報には矛盾点が含まれていることが少なくない。そのため，事実確認と整理を行う（例：どのような行動であったのか，その行動はいつ起こり，逆に起こらなかったのはどのような場合か，また誰といるときに起こったのか等）。	収集した本人に関する背景情報，セラピスト自身の認知症やチャレンジング行動に関する豊富な知識をもとに，話の内容に矛盾がないかどうかを確認していく。具体的には，関連する情報を付け足す，事実と「根拠のない」憶測とを区別するなどの作業を行う。また，感情的な思いと事実に基づく根拠とを区別することも重要である。検証過程では，以前はうまくいっていた対処法やそれがうまくいかなくなった理由についても探る。また，それまで本人と最もうまく接することができている介護者を探し，その人の関わり方で応用できる点をみつける。
Agree （合意を得る）	可能な解決策を提供するため，それまでに得られた話をまとめて関係者から合意を得る。	チャレンジング行動が生じた状況を精査し，ストーリーを一本化していく。通常，この段階は互いに合意を得るため，すべての関係者が集まって行う。
Plan （計画を立てる）	本人や介護者と協働で介入計画を考案する。	チャレンジング行動のストーリーに関する合意文書をもとに介入計画を考案していく。この段階で考案された介入計画に関しても，原則や目的を確認するために関係者全員を集めて合意を行う。
Support （サポートを行う）	介護者の介入の実行をサポートする。	介入計画がうまく実行されるように，ガイダンスを行ったり，モデルを示したりする。具体的な介入法や適切な介入法がみつからない場合には，本人のチャレンジング行動が周囲の人からより許容されるような工夫を考えていく。

	場面別の進め方
	自宅：本人，家族，かかりつけ医，介護スタッフを含む関係者全体から聞き取り調査を行う。その際，家族のストレスを把握し，それが話の内容にどれくらい影響を及ぼしているのかを見きわめることが重要である。同時に，チャレンジング行動が生じている場面における主介護者の対処能力，利用可能なリソースも把握しておくとよい。 **ケアホーム**：本人，介護スタッフ（マネージャー，有資格者，非資格者），家族，その他の来訪者に聞き取り調査を行う。かかりつけ医や臨床心理士の意見を聞くこともある。また，お薬手帳やケース記録も有用な情報である。 **病院**：本人，看護師（資格の有無は関係なく），精神科医，その他の病棟メンバーと話をする。家族や頻繁に来訪する人から聞き取りを行うのも重要である。むしろ病院全体を情報やコミュニケーションの重要な資源と考えてよいだろう。
	各々の見解について，質問を行い事実確認を行う。ここでは穏やかに質問を行い，直接異議を唱えるような態度はさける。 **自宅**：家族の話を振り返りながら，さらに状況や背景に関する情報を収集していく。また，図でまとめたものなどを使って，家族に詳しく振り返ってもらう。 **ケアホーム**：自宅の場合と同様に進めるとともに，職員から直接得られた情報やケース記録の情報を追加する。 **病棟**：自宅の場合と同様に進めるとともに，病院の他の専門家から得られた情報を追加する。
	自宅：家族やヘルパー等を集めて話し合いを行う。 **ケアホーム**：介護スタッフを集めて話し合いを行う。これは「情報共有セッション（ISS）」と呼ばれ，できるだけ多くの職員に出席してもらえるようにする（詳細は本章で紹介）。 **病棟**：申し送り時にまとめる。他のスタッフに対しても「引き継ぎ事項」として伝える。
	自宅：家族が実際に計画を実行できるように構造化したり，手引き書を作成し手渡したりすることが必要なことが多い。 **ケアホーム**：計画をわかりやすく，簡潔にする必要がある。また，作業の中心は介護スタッフ自身であるという自覚をもってもらうために，彼らと協働で計画を作成することが重要である。 **病棟**：上記と同様。
	自宅：文書による伝達，モデリング，電話でのサポートなどを行う。 **ケアホーム**：自宅の場合と同様に進めるとともに，計画の詳細について，ケアホーム内で共有できるようにする。 **病棟**：自宅の場合と同様に進めるとともに，知識と経験が豊富な医療スタッフに恩着せがましく思われないように注意する。

表6.2 NCBTの14週（5＋9週）の介入モデルの各ステージ

基本的な考え方：このアプローチを介護施設で実施する場合，アセスメントから介入の実施に至るすべての段階において，介護スタッフに介入チームの一員であるという意識をもってもらえるようにしていくことが重要である。
1〜5週目：集中的介入の段階
1週目：ケースの担当者となったセラピストは，すぐに「事実確認」を開始する。この段階では，医師による医学的な検査が済み，問題行動が急性の感染症や一過性の症状（例：転倒や便秘などからの痛み）によるものではないことを確認済みであることが重要である。さらに薬歴を調べ，適切な処方が行われていたかどうかも確認しておく必要がある。
2週目：ケアホームと連絡をとり，本人を含め関係者たちと会合をもつ。介護スタッフとの話し合いでは，NCBTがスタッフに依頼すべき点をはっきりと伝える。それらの点を強調するために，介入においてチームや各自スタッフが果たすべき責任を明記した文書を手渡す。この週では，さまざまなリソースからさらなる情報が収集される。そして，図解し確認を行いながら，チャレンジング行動について詳細な分析が行われる。この段階では，チャレンジング行動に関する十分な情報を収集するために，関係者一人ひとりの話を聴くことが目標となる。緊急に対応すべき問題がなければ，スタッフとの関係を保つために，彼らの実践に異議を唱えるようなことはしない。ここでは，本人の担当スタッフと共に介入前の評価も行う（例：NPI[45]）。
3週目：収集した情報の分析を開始し，チャレンジング行動の根本的な問題を明らかにしていく。家族への聞き取りが行われていないようならこの時点で行い，得られた情報を追加する。
4〜5週目：情報共有セッション（ISS）を実施することが中心となる。これはとても大切な会合であり，介護スタッフが出席し（すべての職員が出席するのが理想的である），1時間ほどかけて行われる。この会合では，チャレンジング行動に関する情報が，背景となる情報とともに提示される。この会合の目的は，スタッフにチャレンジング行動を幅広い文脈でとらえてもらい，本人の欲求，すなわちチャレンジング行動の原因について考えてもらうことである。この段階では，LCAPSモデルに基づき，チャレンジング行動が生じた筋道をまとめ，内容について出席者の合意が行われる。そして合意されたまとめをもとに，スタッフには介入計画を作成してもらう。NCBTのセラピストの目標の一つは，スタッフの介入計画が，具体的で(specific)，測定可能で(measurable)，達成可能で(achievable)，妥当で(relevant)，タイミングが合っている(timely)という基準（SMART）に合致したものになるように支援していくことである。 　セラピストは，質問，フィードバック，要約，情報提供，ディスカッション，振り返りといった技術を用いて，話し合いを効果的に進行していく。ここでは，スタッフにその状況から「一歩」離れて客観的に眺めてもらい，背景や状況の文脈の中でその行動をとらえ直せるようになってもらうねらいがある。特にスタッフとの協働が重要となるのは，本人の欲求を特定したり本人の状況を解釈したりする場面である。 　ISSの目標は，適切な介入計画を作成することを通じて，認知症の人のウェルビーイング改善にむけて，またスタッフに知識，能力，やる気を兼ね備えた人になってもらうためにサポートしていくことである。ISSでは多くのリソースの情報を用いる。それらの情報により，スタッフはチャレンジング行動にかかわる要因を理解できるようになる。介入で主導権を握っているのは自分たち（スタッフ）だ，という意識をもってもらうために，ISSでは必ず介護者中心に介入計画を作成してもらう。

6週目以降：微調整と支援を実行する段階
6週目：ISSの後，セラピストは話し合いで議論された事柄をまとめ，A4サイズのサマリーシート（図6.1参照）を作成する。さらに介入の詳細に関する資料も添付される（いわゆる「介入計画」である。文献193を参照）。介入を成功させるために最も大切なことは，すべてのスタッフが一貫して統一された方法で行っていくことである。スタッフに内容が浸透していることを確かめるためには，チェックシートを作って，介入計画を読んで理解したら，スタッフにサインをしてもらうようにするとよい。
7週目〜11週目：残りのセッションでは，スタッフのサポートも含め，ケアホームを定期的に訪問し，一貫した介入が行われているかどうかを確認する。必要に応じ，介入の変更，部分修正などを行う。
12〜14週目：特に継続する理由がなければいったん終結する。終結時の面談では，担当スタッフに，本人の変化について質的および量的な評価（例：NPI）を実施してもらう。

いと思うようになるでしょう。

　表6.3で明らかなように，介護現場でセラピストが働くためには，優れた対人関係のスキルが必要とされます。介護現場で必要な臨床テクニックは，他のメンタルヘルスの領域と変わりません。

　表6.3で示したスキルの一つに「見立て」があります。見立てとは，チャレンジング行動に関するエピソードを集約し構造化する作業です。Pp.123〜128にその作業内容を詳しく説明し，図6.1に図解で示しました。この見立ては第7章で紹介する事例から抜粋したものです。ちなみにNCBTでは，見立てのテンプレート（A4サイズ）を提供し，広く活用してもらっています。

　第2章で説明したことですが，見立てに用いられる背景情報（ライフストーリー，身体的健康状態など）は家族やスタッフから情報収集されます。チャレンジング行動のきっかけや行動の詳細を明らかにするために，日誌やアセスメントチャートも活用されます。アセスメントのチャートに関しては，すでに第2章の図2.1，図2.2で紹介しました。

　NCBTでは，介入前後に行うアセスメントツールとして，NPI[45]を用いています。のちほど詳しく説明しますが（p.129），このツールにはスタッフの苦痛を評定する尺度も含まれています（たとえば，第2章で紹介したNPI-D）。

表6.3 スタッフに求められるスキル

テクニック	定義	進行の例
話し合いの目標設定	話し合う内容や進め方についてスタッフと話し合う。	今日は、エレンの行動や、彼女がこのような方法でコミュニケーションをとろうとする理由について話し合いたいと思います。話し合うべきポイントを三つ挙げるとしたらどんなことでしょう。皆さんの考えをお聞かせください。
協働	スタッフの積極的な参加を促すため、他の人に教えるような気持ちで話してもらう。	これまで皆さんは、このような状況を数多く経験してきていると思います。彼女が「このバカ女!」と言い放ってきたとき、どんなふうに応対したらいいのでしょうか。どなたか教えてくださいませんか。
情報の集約	スタッフから、そのときの状況や本人の感情、思い、行動について、情報収集や事実確認を行う。	彼女は何時に起きることが多かったですか? 彼女があなたを殴った後、どんな表情をしていましたか?
フィードバック	スタッフ自身の学習につながるように具体的なフィードバックを行う。また、説明のしかたについてもフィードバックを行う。	前のプランは漠然としていましたが、今日、皆で考えたプランはすごくわかりやすくて具体的でいいですね!
要約／明確化	情報をいくつかにまとめ、それらのつながりを検討したり、ポイントとなる点を抽出したりする。	皆さんがそこで行ったことについて、私がきちんと理解できているかどうか、確認させてください。皆さんは、まず彼女がトイレを探しているのを見かけたのですね。でも彼女はとても恥ずかしくて、自分からトイレがどこか尋ねることができない。皆さんはそう考えた。そこで、彼女に手を洗いたいかどうか尋ね、トイレまで誘導したというわけですね。
スタッフのサポートと理解	スタッフに対し、言葉や態度で勇気付けたり励ましたりする。	それは大変でしたね。でも、ものすごくいい対応をされたと思います。

表6.3 スタッフに求められるスキル（続き）

テクニック	定義	進行の例
情報提供／教育	スタッフの知識を深めるうえで役立つ情報を提供する。	多発梗塞性認知症は血管性認知症の一種なのですが，アルツハイマー病によって生じた多発梗塞と区別することは実に難しいことなんだそうです。
振り返りのサポート	鍵となる点について理解が深まるように，スタッフと共に考える。	少し時間をかけて，この行動が何を意味しているのか考えてみませんか。もし本当に痛みがチャレンジング行動の原因となっているとしたら，どんなことをすべきだと思いますか？
見立て	スタッフと一緒に，本人の行動や欲求を説明できる枠組みをつくっていく。	エレンについて，たくさんの情報を得ることができたと思います。そうした情報をもとに彼女が落ち込む理由について説明してみましょう。
自己の体験を語る	そこで焦点になっている点や考えについて具体的な理解が進むように，個人的な体験を話してみる。	これは私自身，反省しなければならないことなのですが，私は糖尿病が抗精神病薬の副作用であることを知りませんでした。でも2週間ほど前，看護師の1人が研修中に教えてくれたのです。
矛盾点の指摘	矛盾点を指摘し，スタッフ自身の見解について，もう一度考えてもらう。	お二人の意見は一致していないようですね。○○さんは，彼女は誰に対してもこうしたふるまいをしていたと言っていますが，□□さんは，特定の人に対しては協力的だったと言っています。
異なる意見の提示	別の見方に着目してもらうために，スタッフに異なる意見を提示してみる。	私はその意見には賛成できません。彼女は単なる迷惑な人ではないと思います。認知症のために，年がら年中，理解できないことに出くわしているのではないでしょうか。そのために本人も苦しんでいるのでしょう。
ロールプレイモデリング	技術を具体的に説明するために，ロールプレイやモデリングを中心とした活動を行う。	これまで，エレンとコミュニケーションをとるうえでの問題点や解決法について検討してきました。ここでは，ロールプレイを通して，そのやり方について実演してみたいと思います。

情報共有セッション（ISS）：合意を得る

　表 6.2 に示したように ISS は 5 週目に実施されます。ISS では，収集したすべての背景情報を提示し，行動のチャートのデータに突き合わせていきます。そして，行動のパターンを探し出し，チャレンジング行動のきっかけとなっている点を明らかにしていきます。スタッフには，これらの説明と自らの体験とを照合してもらい，説明に間違いがないかどうかを確認してもらいます。ここでは慎重に質疑応答を進めることが作業の中心であり，それによってチャレンジング行動が生起するパターンを特定したり，仮説を立てたりすることが可能となります。たとえば，もしチャレンジング行動の原因が「痛み」であることが想定される場合には，質疑応答でそのことをはっきりさせていきます。たとえば，歯痛であれば一日中痛みがともないますが，特に食べたり飲んだりするときに痛みが顕著になるはずです。一方，関節痛であれば，朝に痛みが悪化することが多く，自分で動こうとするときや人に動かされるときにも痛みが増すことが多いです。また，「刺激過多」によってチャレンジング行動が生起していることが想定される場合には，あわただしい時間帯，電話が鳴ったとき，あるいは同時にさまざまなことが起こったときにみられることが多いようです。私はこうした質問技術を軽んじてほしくないと思います。なぜなら多くの場合，的確な質問を一つか二つするだけで仮説が正しいかどうかを明らかにすることができるからです[122]。

　ISS のゴールは，チャレンジング行動に関する説明（すなわち，ストーリー）を一つに集約し，介入計画を作成することです。計画には，スタッフが以前やってみて，部分的にうまくいった方法を少し修正し含めることがあります。その場合，方法そのものに修正が加えられることもありますが，スタッフがより一貫して実施できるように工夫することもあります。NCBT のモデルでは，本人の欲求が充足されないことのあらわれとして，問題行動が生じていると考えられています[36]。セラピストは，

ISSの間，スタッフと協働で介入法を作成していきます。特に介入目標を現実的で確実に実行できるものにしていく点で，セラピストは中心的役割を果たしていきます。セラピストは常にSMART（specific：具体的である，measureable：測定可能である，achievable：達成可能である，relevant：妥当である，timely：タイミングが合っている）の視点から目標を設定できるようにトレーニングされています[74]。介入目標に関しては，後述の「介入計画の作成と支援」でさらに詳しくとり上げます。

見立て：ストーリーの集約

ISSの後は見立ての作業を行っていきます（図6.1および第7章の事例参照）。図6.1で示した情報の多くはISSで介護スタッフから提示され，共有されているはずです。そのような情報は介護スタッフ間の話し合いを促し，本人の行動についてより深い理解をもたらします。大切なことは，話し合った情報を凝縮し，見立てをA4サイズのシート1枚にまとめることです。これまでの経験では，あれこれ詰め込みすぎ，枚数が多くなった書類だと，置きっぱなしにされ，目を通してもらえないことがよくありました。対照的に，介入法を伝えるうえで最も効果的だったのは，1枚の書類に簡潔にまとめた場合でした。

図6.1は大きく分けると二つの部分から成り立っています。すなわち，「背景情報（ライフストーリー，パーソナリティ，メンタルヘルス，身体的健康，社会的環境，認知機能，服薬状況）」と「チャレンジング行動の機能的アセスメント（きっかけと行動，発言・発声，表情・様子）」です。

背景情報

背景情報に関してはすでに第2章で説明しました。また，第1章の図1.1では，氷山モデルを使って図解で示しました。背景要因に関する情報は，

背景情報

ライフストーリー
ライフストーリーを知ることは，本人の行動や伝えようとしていることを理解するうえで，またよい関係を築いていくうえで鍵となる。重要な事柄（例：喪失，トラウマ）は，認知症が進行すると再燃することがある。

パーソナリティ
認知症を発症したとしても，パーソナリティは多少の変化はみられるものの基本的には変わらない。また，自分のライフスタイル（住まい，信仰上の習慣，食べ物や性の好みなど）を保ち続けたいと思っている。

社会的環境
物理的・社会的な環境は，個人のウェルビーイングに影響を与えている。そのため，それらをコントロールしたり，選択できるようにすることが重要である。

メンタルヘルス
精神的健康上の問題を有していることが多い。そのため，それらが何らかの影響を与える可能性について認識しておく必要がある。過去の症状や病気が現在の症状（例：不安，精神病など）と関係することもある。

認知機能
認知機能で維持されている点や，逆に低下している点を把握しておくことは，チャレンジング行動を理解したり介入法を決定したりするうえで重要な点である。また，脳画像所見は，神経的なダメージを知るうえで有用な情報である。

身体的健康
多くの高齢者では，身体的な衰え（例：視覚機能，聴覚機能）や，加齢にともなう病気（例：関節炎，腰の痛み，癌，歯痛，便秘，手足の病気）がみられる。

服薬状況
認知症の人では多剤投与が行われていることが多い。そのため本人の服薬状況について熟知しておく必要がある。

機能的アセスメント

きっかけ：チャレンジング行動が生起するきっかけとなるもの。
行動：その人の行動に関する具体的な情報を収集し，ABC分析を行う。

欲求や思い：背景情報や機能的アセスメントの分析に基づき，本人の思いについてスタッフに考えてもらう。それをもとに，本人の満たされていない「欲求」を明らかにする。介入では，「欲求」を充足するための手立てを考える。

表情・様子：本人の表情や様子は，その人の感情的な状態（不安，怒り，抑うつ，恐れなど）を把握する手がかりとなる。

発言・発声：認知症の人では，自分が困っている点を口頭で説明できる場合もあるが，困難な場合には発声（内容，タイミング，叫び声，うめき声，繰り返しなど）をもとに推測する。

図6.1　NCBTによる見立ての概略図

ケースファイルの閲覧や，スタッフや本人の関係者（可能であれば認知症の本人にも）と話をすることで得ることができます。情報収集する際は，プロフィール質問紙をはじめ，NCBTのフォームを活用できます。この質問紙は，本人の経歴，好き嫌い，コーピングスタイル，余暇活動，食べ物や音楽の好みなどを家族から聞き取るためのものです。

チャレンジング行動の機能的アセスメント

　図6.1には，「行動」「発言・発声」「表情・様子」からなる三つの要素（下の方の矢印で三角に結ばれたところ）が示されています。機能的アセスメントでは，この三つの要素を使ってチャレンジング行動が起こったときの本人の思いや体験世界を理解していきます。本人の体験世界を知る方法の一つは本人と直接話すことです。しかしながら，認知症の人の場合，どうしてそうした行動をとったのかを説明できるとは限りません。そのため，十分な情報を得るためには，本人をよく観察することが重要となります。その際，以下の三つの点に注意する必要があります。

- 実際に本人が示した行動
- 実際に本人が言ったこと，発した声（それらに一貫性はみられるかどうか）
- どんなふうに感じているようにみえるか（つまり，本人の様子や表情）

　こうした観察は，本人の思いやとらえ方・考えを理解する手がかりとなるのでとても重要です。そうした情報をもとに本人の欲求をよりよく理解することができるようになります。もしチャレンジング行動が複数みられた場合には，行動のきっかけも複数存在すると考える必要があります。

行動のきっかけ

「きっかけ」は,「背景情報」と「行動」「発言・発声」「表情・様子」の間に位置しています。ここでは,単純に問題行動が観察された状況に焦点が当てられています。

行動

アセスメントでは,チャレンジング行動が起こっていたちょうどそのときに他にみられた事柄について詳細な情報収集が行われます（機能的アセスメント）。実際,「攻撃」,「徘徊」といった一般的な行動カテゴリーだけでは,本人がとっていた行動や,なぜそのような行動をとったのかを具体的に知ることはできません。そのため,行動を詳細に分析することが不可欠となります。

分析では,行動の先行事象と結果事象について考える必要があります。また,どのような場所で,あるいは誰といるときにその行動がみられるのか,あるいはみられないのかを考える必要があります（図 6.1 参照）。

会話や発声

直接本人に尋ねることで,本人がどんな困難に直面しているのかを知ることができます。本人と会話をしたり,本人から話を聴いたりすることで多くの情報を得ることができると思いますが,前述したとおり,認知症が重度の場合には話の内容に一貫性がみられるとは限りません。そのため,発話・発声のタイプ（例：叫び声,泣き声,痛みに関するもの,助けを呼ぶためのもの）,それが起こった時間,内容などを考慮することが重要となります。

様子や表情

本人の様子や表情を観察することは大切なことです。不安そうにみえるか,気分が落ち込んでいるようにみえるか,怒っているようにみえる

表6.4 心の中の考えとあらわれた感情との関係 (表5.1再掲)

表情・様子	中心的な考え
抑うつ	自分は価値のない，能力に欠ける人間であり，世の中を敵対的で無慈悲なものと感じている。そして，未来は絶望的であると感じている。
不安	自分はもろくて，今にも壊れそうな人間だと感じており，世の中は混沌とし，未来は予測不可能なものと感じている。
怒り	誰かが自分のことを不当に扱っており，自分の権利が侵されていると感じている。周囲は敵ばかりで，将来自分の尊厳を侵されないようにするために何か手を打たなければならないと感じている。

かなどについて観察することが重要となります。こうした観察は，本人の思いを理解する鍵となります。精神的苦痛の最も一般的な表現は，「不安」「怒り」「抑うつ」です。これまでの研究では，各表現と関連のある心の中の考えが示されています[17, 107]。表6.4はそれらをまとめたものです。

　前述したように，不安を感じている人は，自分はもろく弱い人間であって，その場で要求されていることにうまく対処できないと思い込んでいる傾向があります。また，うつ状態の人の場合には，自分のことをとるに足らない，価値がない人間ととらえ，絶望的な状況であると思い込んでいることが多いようです。一方，怒りを示している人の場合には，自分はひどい，あるいは不当な扱いを受けていると感じていることが多いようです。こうした兆候を理解できれば，本人の欲求を把握しやすくなると思います。たとえば，不安な人は，身の安全のことをひどく心配していて，そうした心細さを軽くしてくれる手助けを必要としているかもしれません。同様に，うつ状態の人には生きがいを感じてもらえるようにすること，怒りを感じている人には権利が侵害されていないと感じてもらえるようにすることが必要となります。

欲求や思い

チャレンジング行動では，その「行動」と同時にみられた「発言・発声」「表情・様子」に背景情報もあわせて原因を解明していきます。スタッフが本人の状況に共感できるようになる。本人の考え方や，まさにチャレンジング行動がみられたときに思っていたことを洞察できるようになる。チャレンジング行動の背後にある原因を自ら突きとめようとする。スタッフにそのようになってもらうために支援していくことがセラピストの役割といえます。換言すれば，これはスタッフに「心の理論」の視点から認知症の人をとらえられるようになってもらうことといってよいでしょう。表6.5は，得られた情報からどのように介入法を考案していくのかについてまとめたものです。

介入計画の作成と支援

ISSの終盤では，スタッフの意見をもとに適時セラピストが手助けしつつ，介入計画の作成・推敲を行っていきます。話し合い後のセラピストの役割は，スタッフの意見をとり上げ，一貫性のある介入計画を作成していくことです。前述した通り，最終的に介入計画は内容を精選し，ポイントを絞り込んだものにしていきます。

セラピストは，その後の計画の遂行においてもスタッフをサポートし，本人やスタッフのニーズに合わせて計画の微調整を行うこともあります。こうしたサポートは，「助言」「モデリング」「指導」といった形式をとります。

第7章では，NCBTにおいて一般的に実施されている介入法をいくつか紹介します（表7.3参照）。多くの場合，介入の内容はシンプルなものにした方がよいと思います。それらは，たとえば，入居者ともっとコミュニケーションをとるようにする，定期的に遠足を企画する，普段の生活でもっと選択の機会を設けるなどです。

表6.5 あらわれた感情が欲求の特定や介入計画の作成に役立つ例

感情	思い	思いに結びついたチャレンジング行動	欲求	可能な対応
怒り：本人に食べ終わったかどうかを尋ねずにスタッフがお皿を片付けてしまったとき	敬いの心をもって接してもらえていない。	汚い言葉でスタッフを怒鳴りつける。	敬いの心をもってほしい。	お皿に触れる前に，食事を楽しんでいるかどうか，食事を終えているかどうか，本人に尋ねる。
抑うつ，寂しさ：他の入居者に訪問者が来たとき	誰も自分を求めていない。	食べることを拒否して，ひとりで座る。	他者から価値（存在）を認められたい。	他の入居者のところに訪問者があったときには，スタッフの1人が本人のところに行き，1対1で話をする。
怒りの後に生じた羞恥心：スタッフから失禁を指摘されたとき	はじめは恥ずかしさをともなうが，どうしたらよいのかわからず，次第に攻撃的になっていく。	コップを投げつけ，汚い言葉をスタッフに浴びせる。職員がやめさせようとすると，さらにスタッフを罵る。	尊厳を大切にするとともに，濡れた服をとりかえるのを手伝ってほしい（衛生面や皮膚の清潔さを保つために）。	「治療のための嘘 (therapeutic lie)[119]」を用いる。たとえば，「うっかり水をこぼしてしまったかもしれませんね」と伝えれば，着替えを手伝ってもらう気になるかもしれない。

NCBT の取り組みの成果

　ここでは，実際にケアホームで行われた介入のフィードバック調査よりNCBTの成果について紹介します[243]。これは，NCBTの専門看護師2名と准心理士1名が2005年9月から2006年9月までに採取したデータに基づくものです。指標はNPI（Neuropsychiatric Inventory）[45]を用いました。このNPIでは，12の精神症状の重症度や頻度のスコアに基づき，チャレンジング行動の全体的な得点を算出することができます

（最高得点は144）。ここでは，さらにスタッフの苦痛の程度を測定するNPI-Dという指標も用いました（最高得点は60）。NPI-Dに関しては，介入前後で，入居者とよく接していたケアホームのスタッフ（熟練介護職員と一般／精神科看護師）につけてもらいました。

　図6.2はNPIとNPI-Dの結果を示しています。ここにみられるように，チャレンジング行動の全体得点であるNPIは，介入前（平均：35.05，標準偏差：22.43）に比べ介入後（平均：13.61，標準偏差：9.51）では有意に低い値になっていました。また，スタッフの苦痛を示すNPI-Dに関しても，介入前後で有意に得点が下がっていました（介入前の平均：11.72，標準偏差：7.60，介入後の平均：3.77，標準偏差：3.65）。以上の結果から，NCBTによるアプローチは，本人のチャレンジング行動のみならず，スタッフの苦痛の低減に対しても効果があると考えることができます。

　ちなみに，調査期間中，病院に入院したのは3名のみ（全体の6.1％）で，別の介護施設に移動した者も3名のみでした。詳しくはわかりませんが，その多くは介入前のNPI-Dの得点が高く，対応がきわめて困難な事例だったようです。また，さらなる成果について検討するため，成功事例のキーパーソン的存在であったスタッフに質的調査を行いました[191]。その中で，NCBT導入で効果的だったのはどのような点かという質問に対し，以下のようなコメントが得られました。

- 本人の背景情報を知ってから，より寛容になれたと思いますね。
- 以前と比べると，本人について随分理解できるようになったと思いますよ……たとえば，私たちが「言語的攻撃」と考えていたことは，本人からすれば私たちをからかっていたにすぎないと思えるようになりました。本当に皮肉っぽい人だけれど，それがまあ，本人のご性格なんでしょうね（管理者）。
- スタッフの理解は深まったと思います。本人がなぜ自分の行動を抑

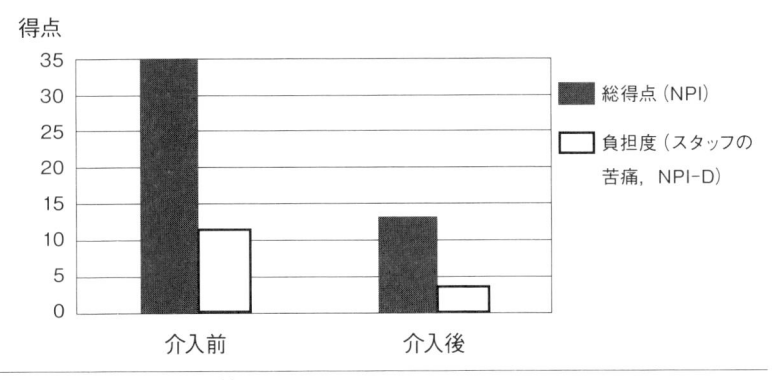

図6.2 NPIとNPI-Dの結果

えられないのか，その理由がわかったわけですから。
- スタッフから本人に話しかけるなど……資料を読んだスタッフは，本人に合わせて，自らの接し方を変えるようになりました。
- 本人についてたくさんの情報を得られたおかげで，本人と話すことができるようになりました。
- 今でも調子が悪い日はあります。でも，そういう日は特定のスタッフが勤務していることがわかりました。また，そうしたスタッフは，介入計画を実行していないこともわかってきました。

まとめ

　この章では，NCBTの介入の進め方について詳しく説明しました。前半では，これまで紹介したモデルや枠組みを実際場面でどのように活用しているのかについて述べました。必ずしも14週すべての手続きを必要としないケースもありますが，リファーされた人すべてにここで紹介したアプローチを適用しています。これまでみてきたように，これは認知症の人のウェルビーイングを高めるために考案されたものであり，

そのためにはスタッフにも本人への関わり方を変えてもらう必要があります。したがって，現場のスタッフをメンバーに含めることは，「ケアラー・センタード／パーソン・フォーカスト・アプローチ」では重要な点となっています。また，最後の節では，NCBTのアプローチの有効性に関するデータを紹介するとともに，かかわってくれたスタッフのコメントも掲載しました。

その一方で，私たちのアプローチは時間やリソースがかかりすぎるという批判があるのも事実です。しかし，反論をさせてもらえば，それは私たちがかかわっているケースの多くが，きわめて複雑で特に慢性化した問題をかかえているからです。より若い世代の臨床と比べると，14週間のプログラムは短期の治療といってよいと思います。実際，成人向けのサービスでは，精神療法の処方であれば集中的な治療に1～2年間を要することもあるはずです。

第7章

事例研究

はじめに

　ここでは四つの事例を紹介します。これらの事例は，第6章までに紹介した理論や枠組みについて具体的な例を示したものであり，すべてニューキャッスル・チャレンジング行動臨床チーム（NCBT）の実践をもとにしたものです。後半では，ニューキャッスル大の臨床心理士（研修生）により行われたNCBTに関する調査の一部を紹介したいと思います[46, 153, 191]。

　本章では，以下のような点を紹介します。

- よくみられるチャレンジング行動の介入における生物・心理・社会的モデルの活用法
- 見立ての情報を介入計画に活かす方法
- 介入計画で用いられる方法はきわめて実践的なものであり，リソースをほとんど必要とせず，トレーニングもあまり，あるいはまったく必要としない（介護現場では，リソースもトレーニングの機会も限られていることが多いため）。

事例はNCBTの実践を広く紹介できるものを選びました。最初の事例（ゴードン）は，最も典型的といえる事例であり，介助場面で攻撃的な態度を示していました。2人目の事例（ジョン）は性的脱抑制の介入に関するものです。多くの介護者にとって，性的脱抑制は特に対応が困難なため，居室変更が繰り返されていると思います。3人目の事例（イザベル）は，娘から本人のパーソナリティの問題に関する情報提供を受けた後，介入計画が変更された例です。さらなる情報収集と娘に対する質問紙検査の結果から，イザベルはアスペルガー症候群と診断され，そのことが介入計画作成に大きく関係しました。最後の事例（ベッツィー）は，自宅で介入が行われたものでした。介入は夫の助けを借りながら，また他の家族のサポートも受けながら行われました。

なお章末にNCBTの典型的な介入についてまとめた表を掲載しました（表7.3）。

事例1　ゴードン

紹介理由

　ゴードンはアルツハイマー病と診断され，かなり重度の認知症をともなった67歳の男性でした。紹介されたときには，高齢の知的障害者を対象とした養護施設に2年間入所していました。落ち着きがなく，他の入所者の部屋に入り込み他人の服に着替えてしまうほか，自分の部屋から出ることを拒み，特に介助場面ではスタッフに暴力を振るうことがありました。さらに，あとをついて来ることがあるので，「ストーカーされている」と言って怖がっているスタッフもいました。

アセスメント

　本人，スタッフ，および家族に聞き取り調査が行われ，さらに管理者や専門看護師にもインタビューが行われました。その結果，現状の

勤務シフトが行動に影響を与えていることがわかりました。話し合いでは，スタッフが，ゴードンに対してネガティブな態度を示していることや，彼が他の施設に移ってくれることを期待していることも明らかになりました。彼に殴られた経験のあるかかりつけ医も同様の意見でした。

　スタッフの多くは，ゴードンは他の人を困らせている自覚をもっていると主張し，彼の行動は「注意を引こうとしている」と考えていました。セラピストは情報共有セッション（ISS）を行う前に，本人の背景情報を収集し，ABCチャートを使ってチャレンジング行動の生起過程を説明するといった作業を行います。こうした綿密な作業を通じて，ある程度はチャレンジング行動の原因について仮説を立てることができます。また，不明な点については質問を行います。表7.1はそうした質問例を示しています。こうした不明な点について皆で考えるプロセスは，少しずつ矛盾点に取り組み，それについてスタッフ自身に深めてもらい，異なる見方を考えてもらうという点でとても重要です。

　これらの質問から，ゴードンの行動はもともと複雑なものであることがわかります。さらにスタッフの回答からも，「徘徊」や「つきまとい」といった言葉だけでは誤解を生みやすく，実際の行動をうまく説明できていないことがわかります。こうした回答は，のちに介入法を考えるためのヒントとなります。ISSでは多くの質問が行われますが，そうしたやりとりを通じて，ISSの終わりには見立てを行ううえで十分な情報を得ることができます（図7.1）。スタッフには仮説に基づく介入法の立案も手伝ってもらいます。介入法は介入計画として書面で示され，A4サイズの紙に印刷され，ケアホームのスタッフや家族に渡されます。

介入

　NCBTの枠組みは生物・心理・社会的な視点に基づくものです。

表7.1 質問と回答
(チャレンジング行動の基盤となっている要因を明らかにするために行うセラピストの質問の具体例)

セラピストからの質問	スタッフからの回答 (チャレンジング行動の生起過程を探る手がかりとなる)
ホームの周りを歩いているとき，ゴードンはどんな様子でしたか．怒っているようでしたか，怖がっているようでしたか，混乱しているようでしたか，不安そうでしたか？	いろいろでした．彼を止めて部屋に戻ってもらおうとすると怒り出しました．自分にとって都合のいいことしかしない，やりたいことしかしない人でしたね．それから異常なほど詮索好きな人でした．何か変えるとすぐに気付いてしまうんです．たとえば，家具とか物を移動したときには，その場所にやってきてチェックをしていました．
トイレに連れて行こうとするたびに怒っていましたか？	ほとんど毎回のように怒っていました．ジムに連れて行ってもらったときは少しましだったかな．でも夕方になるとジムでも手を焼いていました．
ジムがゴードンにかかわっているとき，何か特別なことをしていると思いますか？	ジムはとやかく言わない人なんです．新しいマネージャーとしてはどうかな．ゴードンに対してはやりたいように自由にさせていました．ゴードンがトイレに行き損ねて失禁したときも，ジムはいやな顔ひとつせず後始末をしていました．
ゴードンはあなたにつきまとうと言っていましたが，近づいてきたとき，威嚇するような表情をしていましたか？	いいえ……まったくそんな顔はしていませんでした．ぽかんとした様子で道に迷ったかのようでした．何をしているのか尋ねようものなら，自分で答えられなくて，ときおり奥さんに助けを求めるような人でしたから．

　これは心理的な介入に加え，薬物や人間関係によっても変化がもたらされるという考え方です．最初に現在使用されている薬物について調べてみたところ，ジアゼパムが逆効果となっていることがわかりました．つまり，鎮静作用のかわりに，アジテーションの症状を高めていたのです．一方，人間関係が与える影響に関しては，なじみのない

人に介助をされたときに衝突が起きていることがわかりました。ケアホームでは6週ごとにスタッフの配置転換を全体的に行っていたのですが，そのことがこうした衝突を増幅させていると考えられました。スタッフの報告では，配置転換直後のゴードンは普段より落ち着かない様子だったといいます。こうしたことから管理者は，担当者が頻繁に代わることがゴードンのみならず多くの入居者の問題と結びついていると考えるようになりました。そのため，シフトのシステムを変更し，配置転換を頻繁に行わないようにしました。

　以下の指示は介入計画に書かれている内容ですが，これらはゴードンとの関わり方を改善するためにスタッフのアイデアをもとに考案されたものです。

介入計画の内容
1. チャレンジング行動のきっかけが起こらないようにすること
    - 混乱を減らし，できる限り自律した生活を送れるように援助する。ある程度自由が利いて自分でやれる部分もあると感じてもらえることが大事である。たとえば，要望があれば，自分の部屋で食事がとれるようにする。矢印や目印を使ってガイドし（トイレ，食堂，ラウンジなど），できる限りひとりで移動できるようにする。
    - 本人を緊張させるような入所者（たとえばジョー）との接触を避ける。
    - つきまとうのは，本人の不安のサインといえる。また，そのようなときは，妻がいないことをさびしく感じているようだ。そのため，ポケットにしまってある妻の写真をみてもらい，次回妻が訪問する日を伝える。
    - 本人が楽しめる活動を探し参加してもらう。散歩をする，ラグビーの試合のビデオを見る，ボウリングをする，犬や鳥の写真を見るなど。
    - 興奮がおさまるまで散歩をするなど，過去に行っていたストレス

背景情報

ライフストーリー
2歳のときに父親が亡くなった。母親と姉からは甘やかされて育ち、欲しいものは何でも与えられた。
男性としてのモデルとなる存在が欠落していた（家族・親類に男性がいなかった）。結婚してから妻が母親や姉の役割を担い、ストレスから彼を守っていた。2人の息子は訪問することはあっても、よい関係は築けていない。それは、母親は子どもに愛情を注ぎ、父親は厳しく鍛えるという彼の厳格な教育方針によるところが大きい。一方、仕事の面では技術指導者として尊敬されていた。

パーソナリティ
ひとりで悩み孤独なところがある。付き合いがあっても、本当の友達がいない。妻に依存的である（訪問した妻が帰ってしまった後は非常に感情が不安定になる）。何か困るとすぐ妻を頼り、なんとかしてもらっていた。／本人自身は「責任感がある」と思っていたが、実は自分で決めることができなかった。／リラックスすることが難しく、常にそわそわしている。／動物にはとても穏やかに、やさしく接していた。／趣味は犬との散歩、バードウォッチング。ストレスがたまったときは散歩をすることで解消するのが常だった。そのときは通常、犬を連れてひとりで出かけていた。

社会的環境
30床からなる高齢の知的障害者のための養護施設の最上階のフロアにいる。／部屋のドアには何も目印がなく、探すのが難しい。庭に出ることはできない。／熱くて、くさい臭いがする（尿の臭いがひどくする）。／スタッフは6週ごとに異動する（例：最上階から1階へ）。同じ人がずっと担当するということはない。／特に妻が訪問した後は、スタッフの後をつきまとうことが多い。

認知機能
アルツハイマー病――重度、前頭葉症状、顕著な表出性失語の症状――軽度の受容性失語／突然、現実認識が戻ることがあり、「いったい何が起こっているんだ」ととまどっていることがある。

メンタルヘルス
長い間、うつ病を患っている。ときおり、自分の境遇について深く思いつめることがあり、ベッドにもぐりこみ「殺してください」と言うことがある。

身体的健康
とてもやせている。コレステロール値が高い。／甲状腺機能は低下している。

服薬状況
ミルタザピン 30mg（1日1回）
クエチアピン 50mg（1日2回）
ジアゼパム 25mg（1日1回）

機能的アセスメント①

きっかけ：場所がわからなくなったとき、よく怖がっている様子がみられた。
行動：なじみのあるものを探し徘徊している。

欲求や思い：安全で安心を感じられるようになりたい。最近、自分のことをとても弱々しく感じるようになっている。

表情・様子：不安な様子。

発言・発声：「助けてくれ」「道に迷ってしまった」「殺せ！」

図7.1 ゴードンの見立てシート

機能的アセスメント②

きっかけ：直接的に意見が対立したとき。
行動：叩く。殴る。

欲求や思い：
思い通りにしたい。思ったことをすることは自分の権利だ。誰もそれを止める権利はない。

表情・様子：
怒っていて，攻撃的である。

発言・発声：
「俺を止めることはできないぞ！」

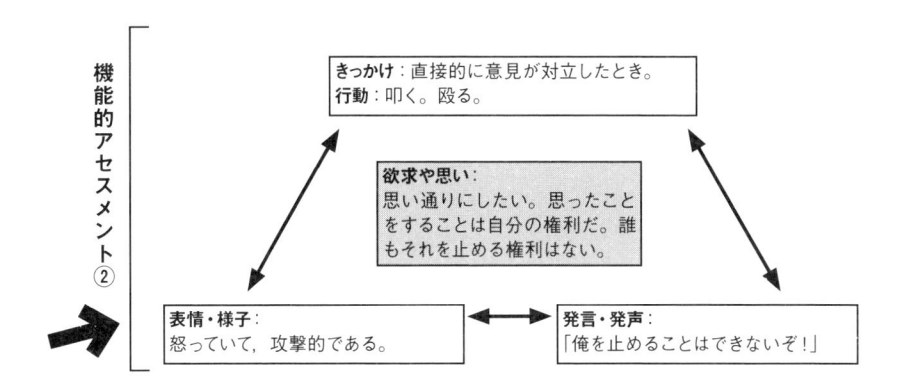

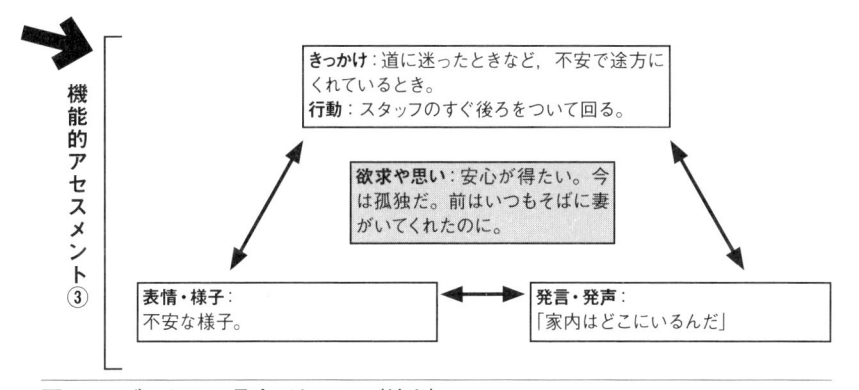

機能的アセスメント③

きっかけ：道に迷ったときなど，不安で途方にくれているとき。
行動：スタッフのすぐ後ろをついて回る。

欲求や思い：安心が得たい。今は孤独だ。前はいつもそばに妻がいてくれたのに。

表情・様子：
不安な様子。

発言・発声：
「家内はどこにいるんだ」

図7.1　ゴードンの見立てシート（続き）

　　時の対処法を再活用する。
　　◉アイスクリームが大好きなので，午後に不穏になったときにはアイスクリームを食べないかと誘ってみる。
　　◉気分がよいのはどんな場合かに注目する（例：身体的に触れ合っているとき）。

2．ゴードンが興奮していたり，怒っていたりするときにすべきこと

- ゴードンが「No」(彼にとって「こら！ やめろ！」を意味する)と言ったら無理に近付くようなことはしない。差し迫った危険な状況でない限り，本人を含め周りの入居者に対して大声をあげるようなことはしない。穏やかにやさしく接する。そして彼の感情を肯定し，何か手助けできることがないかどうか尋ねる。それでも「No」と言われたら，落ち着くまで少し距離をおいて注意して見守り続ける。

3. 介助に関して
- 衛生面の介助をさせてもらえるような「きっかけ」を探す。気分が上向きに変わるタイミングがあるので，そうしたときを「きっかけ」として活用する。たとえば，散歩の後，アイスクリームを食べた後，あるいは注目されたくてあなたを探していたときなど。
- 入浴は本人にとってとても恥ずかしい場面なはずだ。スタッフ同士で話し合ったところ，最も入浴介助がうまいのは，ジョウン（専門看護師）とブライアン（ケアワーカー）であることがわかった。そこで，彼らに介助や肌の触れ方について助言してもらい，それらの点を介入計画に盛り込むことにした。

　重要なことは，これらが作成のみならず適時修正・変更を行う，アクティブな介入法である点です。実際，試行錯誤やフィードバックをもとに洞察を深めることで，スタッフの介入法はさらによいものになっていきました。

結果
　チャレンジング行動を完全になくすことはできませんでしたが，行動のもとになっていた欲求にアプローチしたことで，攻撃性は顕著に減少しました。ゴードンは今もケアホームで暮らしており，病院や他の施設に移ることはありませんでした。ジアゼパムの投薬量も

25mg/1日から5mg/1日に減りました。また，介入前のNPIの得点は14点でしたが，介入後は6点まで減少し改善されました。

事例2　ジョン

紹介理由

　ジョンは不適切な性的行動が理由で，専門の精神科医により紹介された71歳の男性です。10年前にパーキンソン病の診断を受け，重度の認知障害と身体障害をもち，言語的なコミュニケーション能力も乏しい状況でした。また，ベッド上で大半を過ごしていたので褥瘡がみられました。加えて紹介時は8週ものあいだ，「過度な」自慰行為が観察されており，ナーシングホームのスタッフは対応が難しいと感じていました。射精はベッドの中で頻繁に行われていましたが，共有スペースでみられることもありました。

アセスメント

　予想通りスタッフは途方にくれていました。以下はそうした状況を表す発言です。

「スタッフにとっちゃ，うれしいもんじゃないよね」
「30年間介護の仕事をしてきたけど，こんなことは初めてだよ」
「この行動を止める薬はないの？」
「この行動がおさまらないなら，出て行ってもらうほかないわね」
「こうした行動にスタッフが我慢しなければならないのはおかしいでしょ」

　チャレンジング行動によりジョンは常に他のフロアに移動させられる脅威にさらされていました。しかし本人の状態は正しく理解される

ことはなく，スタッフは彼の生活歴をほとんど知りませんでした。

　つまり今回のNCBTへのリファーは，ジョンが危機的な状況に陥っていることを意味していました。すぐに移動させられるリスクを減らすためには，まずはスタッフから協働するための時間を「購入する」必要がありました。具体的には，最初の数週間，分析のためにジョンの介護をしてくれるスタッフを募り，そのために勤務シフトも調整してもらいました。このような組織的な変更により，私たちは分析のための時間を得られただけではなく，ジョンとかかわることに意欲的なスタッフを特定することができました。どのような介入であれ，こうしたスタッフをみつけることは重要なことです。なぜなら，彼らは他のスタッフと態度が異なり，本人とよい関わりを頻繁に行っているからです。そのようなスタッフとの協働から多くのスキルを学び，それを他のスタッフにも伝えることができるはずです。

　ところが，行動のチャートを作成したものの，原因解明につながるような行動パターンはほとんどみられませんでした。たとえば，彼は1日に3，4回自慰行為をしていましたが，これは特定の物事や人によって引き起こされているわけではありませんでした。自慰行為はひとりのときでも他者の前でもみられ，一度は孫が訪問したときにみられたことがありました。しかし，興味深いことに，多くの性的脱抑制のケースとは異なり，身体接触の多い介助の最中には，自慰行為をしたり，性的興奮が起こったりすることはめったにありませんでした。これは重要な発見でした。つまり，ジョンは抗アンドロゲン薬（性欲を減少させる薬剤）の治療を検討するような，過度な性的興奮状態ではないことがわかったのです。

　また，妻の話によれば，こうしたチャレンジング行動は，以前の彼の性格とまったくかけ離れたものであるということでした。もともと彼はとてもシャイな性格ではありましたが，テーマがあればそれに沿って延々と話をするほどの話し好きだったそうです。常にいろいろな悩みをかかえていましたが，そうした悩みについても他の人に打ち

明け，互いに相談しあうことも多かったといいます。また，とても体の触れ合いが好きな人で，手を握ったり，ハグしたりするのはいつものことでした。そのうえものすごくアクティブな人で，走ったり，サイクリングをしたり，長時間，散歩をしたりすることが好きだったそうです。

　精神科医との話し合いや臨床観察から，ジョンには前頭葉機能障害がみられることが明らかになりました。残念ながら言葉による意思疎通が困難なため，標準的な神経心理アセスメントを行うことはできませんでしたが，私たちは彼の能力について手がかりを得るために第2章で紹介した前頭葉機能観察尺度（FOT）[108] を利用しました（表2.9を参照）。表7.2はFOTの結果を示しています。この結果から，彼は前頭葉機能の障害が顕著であることが示唆されました。ただし，この尺度でも機能上の問題により多くの質問に答えることができませんでした（無回答）。逆にそのことから，ジョンがいかに孤独な状況に置かれているかを理解することができました。

　図7.2は，ジョンの見立てシートを示しています。見立てでは，ジョンが言語的コミュニケーションをうまくとることができなかったので，彼の思いや感情に関しては，ISSの話し合いをもとにスタッフが「ベストな推測」を行いました。

介入

　介入の中心となる点は，チャレンジング行動について理解を深め，ジョンに対するスタッフの態度を変えることでした。

介入計画の内容

1．スタッフトレーニング
　以下の三つの領域についてスタッフ全員が研修を受ける：(a)認知症における性の問題——関わり方と性について考える。(b)前頭葉機能とその行動への影響，(c)パーキンソン病の重症化と，特にコミュニケー

表7.2 ジョンの前頭葉機能観察尺度（FOT）[108]の結果

困難	困難の実際の様子	得点 (1-5：あてはまらない－非常にあてはまる)
短期記憶や作業記憶の低下	当日の出来事を正確に思い出すことができない（朝食や活動等）	5
物の認識はできるが，使い方はわからない	物の名前は出てくるが，それを使用することができない（フォークの名前は出てくるが，使い方はわからない等）	無回答 ―コミュニケーションの問題による
人や活動への過度の執着	（特定の）人や物に繰り返し注意が向いたり，話をしたり，触ったりする。行為や活動を繰り返す	4
意思決定能力の低下	選択肢の中から選んだり，次に何をすべきかを決定したりすることができない（着る服を決めたり，食事の時に食べるものを選んだりすることができない等）	無回答 ―表情の変化がみられない
プランニングの低下	問題にどう取り組めばよいのかわからない。たとえば，問題が発生したとき，どこから対処し始めればよいかわからない，あるいは問題の本質を捉えることができない（新しいものを置く前に，テーブルの上のものを片付けることができない，買い物に出かける前に買う物リストを書き出しておいたほうがよいということがわからない等）	4
順序立てて処理する機能の低下	論理的に順序立てて行動することができない（順序よく身支度を整えることができない，あるいは下着を脱ぐ前に用を足してしまう等）	4
具体的思考	抽象的に物を考えることができない。会話が極端に直接的な意味で解釈される傾向がある（もし「it will all come out in the wash」〔すべて明らかになるだろう〕と言うと，洗濯のことだと思ってしまう）	無回答 ―話せない
作話	記憶が欠落しているところを埋めるために話や説明をつくってしまう傾向がみられる	無回答
洞察力の欠如	現在の課題や限界に気付いていない。そうした限界にともなう危険が理解できない（自宅ではひとりで生活することが難しいことを十分に理解していない等）	3

表7.2　ジョンの前頭葉機能観察尺度（FOT）[108]の結果（続き）

困難	困難の実際の様子	得点 (1-5：あてはまらない －非常にあてはまる)
集中力の低下	何ごとにも，時間が長くなると集中することができない（テレビを見ることや読書等）。注意がすぐに他の何かに移ってしまう	5
転導性	周りで起こっていることに，いとも簡単に注意をそらされてしまう。課題に取り組んでいるときに，誰かまたは何かに課題を中断されると，興味を失ってしまう（音等）	4
保続	同じ言動を何度も繰り返す	5
反応の抑制困難	本来のその人らしくない攻撃的あるいは性的な言動で，コントロールができない	5
他人の感情を害する言葉	他人を苛立たせたり，動揺させるようなひどいことを言う	無回答
衝動的な行動や感情	「出し抜け」に突然危険な行動をとる。突然感情を爆発させる	3
感情の平板化	刺激されても，感情的な反応がみられない	5 ―退屈そうにしている
多幸	極端に高揚する，あるいは不適切なほど大声で笑う	1

ション能力が乏しくなると心身にどのような影響をもたらすのか。

2．現実的な解決法

　この行動を完全に止めることは難しいかもしれませんでした。そのため，以下の方向性が重要でした：(a)ジョンの尊厳を保つ，(b)スタッフが不快にならないように精液を拭きとらせる，(c)スタッフとのよい関係づくりに努める。

　(a)尊厳――自慰行為をしているときには，ベッドガードにシーツ

146

背景情報

ライフストーリー
ゲーツヘッド生まれ。幼少期や学校に行っていた頃はとても楽しかった。陸軍での兵役生活も気に入っていたが、その後、専門技術を必要としない労働者として工場に勤めていた。／トランペットの演奏がうまく、プロとして演奏旅行に加わったことがあった。／メアリと21歳で結婚。3人の子どもをもち、とてもよい父親であった。多くの孫もでき、とても可愛がっていた。

パーソナリティ
シャイで愛情のあふれる、優しい家族思いの人。子どもを溺愛していた。／他人に親切で寛容であった。／パーキンソン病の診断を受けた直後はスタッフにお風呂に入れてもらったり、洗われたりすることを恥ずかしがっていた。／汚い言葉遣いや、だらしないことが嫌いであった。／サッカーや散歩、屋外での活動が好きだった。／子どもが小さい頃は、長い時間一緒に子どもと遊ぶこともあった。／市民菜園で畑仕事をするのが大好きだった。

メンタルヘルス
子どもの頃から65歳まで特に異常はみられなかった。／パーキンソン病が発症してから、うつがみられるようになった。

身体的健康
パーキンソン病をわずらっている。視覚と聴覚の機能の衰えがみられる。褥瘡がある。尿便失禁がみられる。体重は減少し、とても痩せており虚弱であった。移動が困難であった。

社会的環境
ここ2年間は、ナーシングホームで社会的に孤立している。
彼の部屋は廊下の端にあるので、まず人と会うことがない。
毎週定期的に妻が面会に来る。
孫の前で自慰行為をし、それ以来孫は面会に来なくなった。

認知機能
前頭葉機能の障害があり、それにより注意、集中の障害、脱抑制がみられる。短期記憶の障害がある。
中等度の言語表出の障害がみられる。
パーキンソン様の症状をともなう混合型認知症がある。
コミュニケーションに困難がみられる。

服薬状況
抗パーキンソン病薬
滋養強壮剤
ミルタザピン30mg（1日1回）

機能的アセスメント

きっかけ：ズボンをはいていないことが、ペニスをいじる行動のプロンプトになっているかもしれないが、はっきりしたきっかけはわからない。多くのスタッフが彼の介護を避けている。
行動：スタッフや親類の前で自慰行為をする。

欲求や思い：
刺激や活動が欲しい。

表情・様子：自慰行為をすると満足している様子。退屈──刺激が乏しく、何かやることが欲しい。

発言・発声：「何もすることがない」「すごく具合が悪い」

図7.2　ジョンの見立てシート

をかけて見えないようにし，彼の尊厳を守る。ジョンは長時間パジャマの上と失禁用のパッドだけをつけてベッドで過ごしており，パッドをいじっていることが多い。そうした状況がペニスに触れやすくしているのかもしれない。できることならばゆったりとしたズボンをはいてもらい，車いすに乗って部屋の外に出ることを促す。

(b)精液をきれいに拭きとる――枕カバーに射精をするように誘導し，終わったらそれを片付ける。ベッドの近くにウェットティッシュを置いておき，常に手を清潔に保つよう促す。

(c)スタッフとのよい関係づくり――ジョンは触れ合うことが好きなので，毎日アロマオイルを使って腕のマッサージをする。メリッサオイルはアジテーションに効果があるというエビデンスがある。

3. ジョンの退屈感への対応

　ジョンは多くの時間を退屈そうに過ごしています。チャレンジング行動のせいで，自分の部屋でひとりぼっちにさせられていることが多いのです。退屈感が自慰行為に至る原因なのかもしれません。部屋の外に連れ出すこと，他の人との関わりを増やすことが重要です。スタッフは，次のような活動を提案しました。

(a)スタッフや家族に彼を屋外に連れ出してもらう。そのためには準備が必要となる。たとえば，外出のために衣服を着替える際には，ひものついたズボンをはいてもらい，ペニスをさわりにくくする。また，直接手でいじらないように手袋をつけてもらう。さらに，ジョンは右利きであったため，付き添いの人は右手をつなぐようにする（実際，手をつなぐことで，ジョンはとても喜んでいたようでした）。

(b)お風呂で体を洗う際には，本人に石鹸やシャンプーを持ってもら

うようにお願いし，手が空くことがないようにする。

　避けるのではなくてスタッフが一緒に過ごす時間を増やしたところ，ジョンは椅子に座っているときには自慰行為をしないことがわかりました。そのことを知ったスタッフの1人が，家族の訪問時にはジョンに椅子に座ってもらってはどうかと提案しました。このプランは大成功し，家族は再び定期的に訪問してくれるようになりました。最初の数週間，ジョンとかかわることに協力してくれたスタッフは，他のスタッフにこうした方法を伝える役割もしてくれました。最も有効だった情報は，ジョンが話をしているときに自慰行為が止まっていることでした。確かに記憶障害のために数分ごとに働きかけをすることが必要でしたが，それに対してジョンはきちんと応じてくれました。

結果
　介入によりチャレンジング行動はかなり減少しました。しかし一番大きな変化がみられたのはスタッフの態度でした。チャレンジング行動に対して，「ごく普通なことだと思うようになったよ。だからちゃんとかかわるべきだよね」と発言をするスタッフもあらわれました。また現実的な解決法をとったことにより，スタッフは自分たちもやれるという自信をもてるようになりました。ジョンの自慰行為にまだ動揺することのあるスタッフでさえ，ジョンを責めることはなくなりました。ジョンはもはや「薄汚い老人」ではなく，「孤独で退屈な，そして自分ではコントロールできない習慣をもった人」ととらえられるようになりました。
　介入前のNPIの得点は10点でしたが，介入後は7点になりました。得点変化は比較的小さかったのですが，介護負担（NPI-D）は15点から5点へと大きく軽減しました。

事例3　イザベル

紹介理由

　87歳のイザベルは，5カ月前に入院した老人病院の精神科病棟から紹介されました。彼女は12年前に統合失調症の診断を受け，それからの人生はほとんどが入院生活でした。現在は幻聴と自傷行為がみられ，特にストレスを感じたときに自傷行為が増えることがわかっています。

アセスメント

　イザベルは最初の診察でアセスメントを受けている間，ずっと自分の顔をはたいていました。彼女はお金を無心してくる親戚の声が聞こえると言っていました。その声に対し「ダメよ」と答えると，今度は自分の手がコントロールされそうになると言っていました。しかし，スタッフはイザベルが自分の行動をある程度コントロールできていると感じていました。そして，自分の部屋で過ごす時間を増やしたくて，このような行動をとっていると考えていました。確かに自分の部屋に戻れないとき，「はたく」行動が増えました。

　この事例でよかった点は，別居していた娘のジョウンがISSに参加してくれたことです。ジョウンは母親が大変厳格な人物であったこと，厳密なルーチンに基づいて生活していたことを教えてくれました。また，イザベルにとって友人と呼べる人は人生を通して1人だけで，その人は彼女によく似た人であったということも話してくれました。ジョウンは，父親がいつもイザベルを守ろうとしていたことや，親としての愛情を注いでくれたのは父親の方だったことを説明してくれました。逆にイザベルはほとんど感情を表すことがなく，子どもたちの気持ちをわかってくれることもなかったといいます。これらの情報がスタッフの情報に加えられました。ちなみにスタッフからの情報では，イザベルは他の患者のことを怖がっていることが多く，「おびえてい

150

背景情報

ライフストーリー
母親は彼女と似ており,物静かでひとりでいることを好み,神経質な人だった。父親は戦死し,6歳のときに姉を婦人補助空軍（WAAF）で亡くした。商店で働き,友人が1人いた。
11歳年上の男性と結婚した。子どもには温かく接してくれるようなことがほとんどなかった。夫は20年前に亡くしたが,これまでひとりでやってこれた。

パーソナリティ
内向的でひとりでいることを好み,他の人にまったく交わろうとしない。／家族に対して疎遠で冷たく,愛情を示すことが難しい。／非常に神経質で心配性。ルーチンに厳密で几帳面。／変化に上手に対応できない。

社会的環境
現在は老人病院の精神科病棟で過ごす。以前は地域の一軒家で生活していた。その後シェルタード・ハウジングに引っ越した。そこで他の居住者は友人になろうとしたが,彼女は興味がなかった。管理人はしつこいほどお節介で,干渉に耐えられなかった。

メンタルヘルス
一番下の子を妊娠した後,全般性の不安症状がみられるようになった。／ケア付き住宅に移ってからまもなく,隣人に関する妄想がみられるようになった。／病院への入院後,妄想的な思考や不穏な幻聴が増加し,そこで統合失調症の診断を受けた。／デイケアの終了時に妄想や精神症状が増加し,再入院となった。

認知機能
診断は不明確だが,血管性認知症の疑い有り。
2年前のMMSE＝22/30。見当識で1点,注意／集中で4点,再生で3点の失点がみられた。ただし,会話は想起できた。

身体的健康
胸膜炎の既往あり（21歳）。
薬の副作用にともなう硬直がみられる。関節炎による中等度の移乗の問題がみられる。

服薬状況
かかりつけ医が変わり,21年間飲んでいたトリプトファンが中止された。現在はリスペリドン3mg（1日2回),ロフェプラミン140mg（1日1回）

機能的アセスメント

きっかけ：自分で対処が難しい状況や自分の部屋に入れないときに増加する。
行動：自分の顔をはたく。

欲求や思い：
ひとりの時間が欲しい。
自分の人生を少しでも思うように生きたい。
構造化や確実性への欲求がある。

表情・様子：不安──周囲の人や状況が慌ただしいとき。ひどいときには怒り出す。

発言・発声：「平穏無事で暮らしたいものだ」「あんな人たちを信用しちゃダメ」「あの人たちと一緒にいたくないわ」「あの人たちは,私がいやなことをさせようとしているんだわ」

図 7.3　イザベルの見立てシート

る人」と表現されていました。ところが ISS で話し合ううちに，イザベルが顔をはたくのは，彼女がストレスを感じているサインかもしれないと考え直すスタッフも出てきました。このようにチャレンジング行動に対する見方は変化していき，最終的にイザベルのチャレンジング行動は，安心感を得たい，ひとりの時間をもちたい，自分の人生を少しでも思い通りにしたいという欲求から生じているとスタッフは考えるようになりました。図 7.3 は収集した背景情報とともに考えられたイザベルの見立てを示しています。

　図 7.3 の見立てから，イザベルは自閉症の特徴をもっていることが示唆されました。この仮説を確かめるために，ジョウンに Relatives' Autism Quotient（家族版自閉症スペクトラム指数；rAQ）[15] に答えてもらいました。この rAQ は先行研究で高齢者のアスペルガー症候群を特定するために用いられています[118]。ちなみに一般的に自閉症の出現率は 1/1000 とされますが，高齢者の場合も比較的近い値を示すとされています（ただし，この数値はかなり過小診断されているといわれています）。ジョウンに rAQ を用いてイザベルの状態を評価してもらった結果は，アスペルガー症候群と一致するものでした。

介入

　イザベルにアスペルガー症候群の特徴がみられることがわかったので，介入では過去の厳密でルーチン化された生活に基づき徹底的に構造化していく必要がありました。当然イザベルと他の患者のスケジュールを別々にしなければなりませんでした。そのためには，すべての病棟スタッフと交渉を行わなければなりませんでしたが，最初は多くの反対にあいました。

　具体的な介入計画は，彼女のルーチン化，構造化への欲求（ニーズ）を満たし，ストレスのレベルを軽減することでした。このプランの実行にあたってはスタッフと交渉し，彼女が自室でひとりで過ごす時間

をとれるようにしました。交渉後のタイムテーブルの例を以下に示します。

　　午前10時まで：食堂で朝食をとり，薬を飲む。
　　午前10時15分〜午前11時45分：自室で過ごす。
　　午前11時45分〜午後2時：食堂で過ごす。
　　午後2時〜午後5時：自室で過ごす。
　　午後5時〜午後6時：食堂で過ごす。
　　午後6時〜午後8時：自室で過ごし，就寝準備が終わったら自室から出る。
　　午後8時〜午後9時：食堂で過ごす。
　　その後は朝まで自室で過ごす。

　中心的なスタッフから残りのスタッフにイザベルの情報や介入計画が伝えられました。なかには介入に消極的なスタッフもいましたが，現状では彼女の「悪い」行動を強化しているのは自分たち（スタッフ）であることが説明されました。そして，自閉症に関するトレーニング・セッションを行ったところ，スタッフ全体で一貫して介入計画を実行することについて同意を得ることができました。

結果
　介入により，自分の顔をはたく行為を完全になくすことはできませんでしたが，かなり状況を改善することができました。さらに，徐々にイザベルは思い通りに生活できていると実感するようになりました。また，他の人と過ごしたいと思ったときには部屋を出ることができるようになりました。数カ月後，彼女は継続的に暮らすことのできる施設に移っていきました。退院の際には病院で作成された介入計画をもとに施設側のスタッフに情報提供を行うための話し合いがもたれました。なおイザベルのNPIの得点は22点から10点へと改善しました。

事例4　ベッツィー

紹介の理由

　85歳のベッツィーは夫のスタンと一緒に自宅で暮らしていました。スタンは，ベッツィーが彼のあとを絶えずついて回ることをはじめ，妻のいろいろな問題で困っていることを打ち明けてくれました。最近，買い物中に混乱したベッツィーは，親切な隣人女性に自宅まで送ってもらったことがありました。しかし，そのとき彼女はその女性の妊娠中のお腹を殴ってしまいました。またベッツィーは拳を握りしめてスタンを叩くなど，ときおり怒りをあらわにすることもありました。スタンはこうした問題への対応として，彼女を外出させないようにしたり，彼女の代わりに家事を引き受けたりしてきました。

アセスメント

　ベッツィーのチャレンジング行動は増加傾向にあり，これまでほとんどひとりで格闘してきたスタンにとって大問題となっていました。スタンの困難な状況を理解するためにチャートを使って整理したところ，とても深刻な状況であることがわかりました。たとえば，ベッツィーは窓から外に出ようとすることがあり，あるときは2階の窓の縁をよじ登って外に出ようとしたことがありました。その他にも，暴言をはいたり，ドアを乱暴に閉めたり，食事や飲み物を拒否したりと，さまざまなことがありました。

　スタンと子どもたちはISSへの参加を要請され，彼らからベッツィーの背景情報やチャレンジング行動に関する詳細な情報が集められました。そして，それらをもとに話し合いが行われ，最後にまとめ（見立て）が家族に提供されました（図7.4）。

154

背景情報

ライフストーリー
スタンと結婚する前は調理師として働いていた。／夫との間には 2 人の息子がいたが，1 人は 20 歳のときに亡くなった。また，娘が 1 人いて定期的に訪ねてくる。その他に孫が 3 人と，よく会う妹が 1 人いる。／教会へは定期的に出かけ，人生の多くを教会とミサに捧げているといってよい。教会では多くのイベントを企画し，これまでいろいろな聖堂を訪れている。

パーソナリティ
楽天的でユーモアのセンスがある。いつも忙しくしているのが好きで，熱心に家事を行っていた。また，1 日に 3 度ほど着替えをした。／短気で，それがときに家族の負担となっていた。物事をすぐに片付けないと気がすまない。／趣味は，編み物，決まったテレビ番組を見る，散歩，フラワーアレンジメント，教会のスタッフとしての活動，週 1 回の美容院通い。日課は夜に窓を開ける，朝お風呂に入る。

社会的環境
三つの寝室と広い庭がある自宅で夫と生活している。近くに娘がいる。／ときどき夫が誰だかわからなくなることがあるが，自宅は自分の家だとわかっている。／夫婦は過去にソーシャルサービスを受けることを断った経験がある。／今は娘に支えられている。／自宅はよく手入れされているが，家事はすべて夫に任せられており，けんかの種になっている。

メンタルヘルス
既往歴無し。

認知機能
中等度から重度のアルツハイマー型認知症，MMSE = 7/30
運動性失語が顕著。軽度の感覚性失語。ときおり現実認識が戻ることがある——困難な点が自覚できることがある

身体的健康
頭痛。足の痛み。便秘。胸やけ。

服薬状況
クエチアピン 50mg（1 日 2 回），ミルタザピン 30mg（1 日 1 回）

機能的アセスメント

行動サイクル：夫には安心感を求めている。それが得られないと歩き回り，拳を握りしめ，すすり泣く。とても怖くなることがあり，そのようなときには，その場から離れようとする。離れることができないと，自分で自分のことを叩きはじめることがある。また，危険から身を守らなければならないと思ったときには殴りかかる場合もある。

欲求や思い：所属意識をもちたい。人とのつながりを感じたい。必要とされていたい。役に立てると感じたい。目的意識をもちたい。

表情・様子：不安——自分のもろさ・弱さを感じている。
怒りや憤り，イライラ——自分の権利が侵害されていると感じている。

発言・発声：発話は一貫していない。自分がかつて家の周りでやっていたようなことを他人がしているのを見かけると大声で叫ぶことがある。

図 7.4　ベッツィーの見立てシート

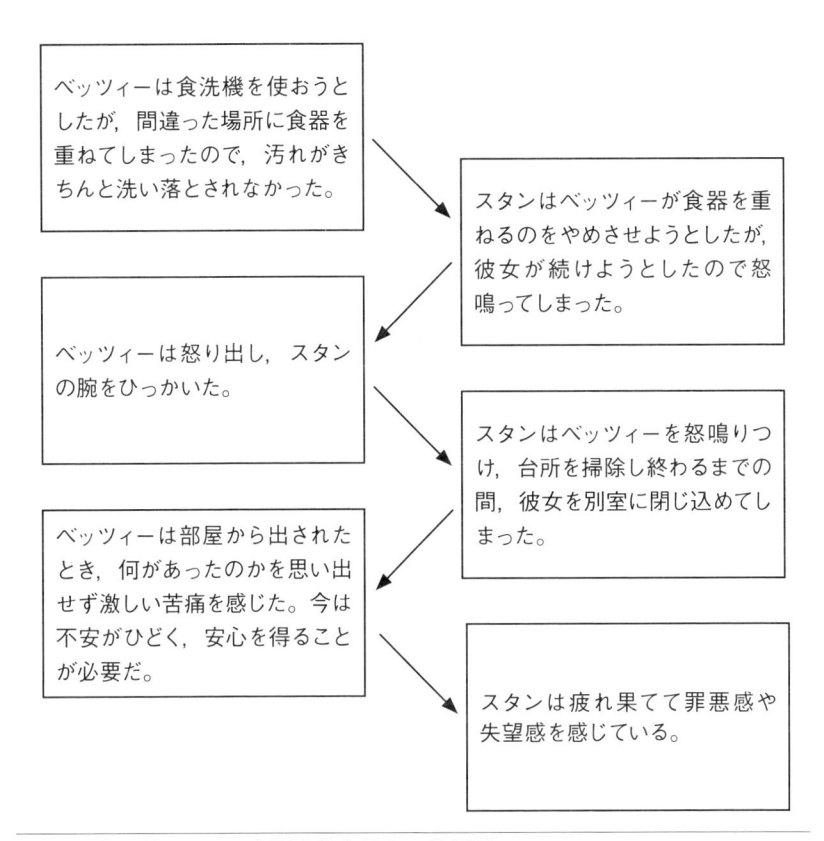

```
┌──────────────────────┐
│ ベッツィーは食洗機を使おうと │
│ したが、間違った場所に食器を │──┐
│ 重ねてしまったので、汚れがき │  │    ┌──────────────────────┐
│ ちんと洗い落とされなかった。 │  │    │ スタンはベッツィーが食器を重 │
└──────────────────────┘  │    │ ねるのをやめさせようとしたが、│
                          └──▶│ 彼女が続けようとしたので怒 │
                               │ 鳴ってしまった。          │
┌──────────────────────┐      └──────────────────────┘
│ ベッツィーは怒り出し、スタン │◀─┐             │
│ の腕をひっかいた。          │  │             │
└──────────────────────┘  │             ▼
                          │    ┌──────────────────────┐
                          │    │ スタンはベッツィーを怒鳴りつ │
                          │    │ け、台所を掃除し終わるまでの │
                          │    │ 間、彼女を別室に閉じ込めてし │
                          │    │ まった。                │
                          │    └──────────────────────┘
┌──────────────────────┐  │             │
│ ベッツィーは部屋から出された │  │             │
│ とき、何があったのかを思い出 │◀─┘             ▼
│ せず激しい苦痛を感じた。今は │    ┌──────────────────────┐
│ 不安がひどく、安心を得ること │    │ スタンは疲れ果てて罪悪感や │
│ が必要だ。                │    │ 失望感を感じている。       │
└──────────────────────┘    └──────────────────────┘
```

図 7.5　介入前にみられた否定的な流れの典型例

介入

　まず私たちは家族とベッツィーの認知障害の特徴について話し合いました。彼女には運動性失語があり、そのために言語的なコミュニケーションが難しかったのです。しかし、感覚性失語はごく軽度だったので、何を言われているのかはわかっていました。次に私たちは「認知の三徴」を用いて夫婦間の複雑で力動的な関係について説明し、子どもたちに両親の状況を理解してもらいました（図 7.5）。そして ISS の最後に、家族に以下の支援の方向性について合意してもらいました。

介入計画の内容は以下の通りです。

- 対応に苦慮しているスタンをサポートする。彼は他の家族からのサポート，さらにソーシャル・サービスによる支援を必要としている。
- チャレンジング行動のきっかけとなる事柄に注意し，行動の生起を回避する（たとえば怒鳴り声。彼女は怒鳴られるとひどくストレスを感じる）。
- 不安になりかけたときのサインに注意する（たとえば，はっきりものを言うようになる，自分の身体をピシピシ叩き始める，窓をドンドン叩き始める）。
- 窓枠にチャイルド・ロックを取り付ける。
- ノンバーバル・コミュニケーションをうまく活用し，穏やかな接し方を継続的に行う（たとえば，笑顔で接する，ゆっくりと近付く，辛抱強く接する）。
- 不安な様子がみられたら，気をそらす方法をとってみる。たとえばお気に入りの椅子に腰掛けてもらい，好きな音楽（賛美歌や大好きな歌手の歌）を聴いてもらったり，好きなビデオ（教会の礼拝，テレビショー）を見てもらったりする。一緒に座って聖書を読んであげるのもよい。またときには一緒に外に出かけてみる。
- 所属意識をもってもらえるように心がける。周りがしてあげるのではなく，本人にやってもらう。当然失敗もあると思うが，それでも本人にしてもらうように促し，やってもらったことに対しては感謝の気持ちを伝える。たとえば，家事を手伝ってもらってもよいだろう（掃除をする，パンを焼く，皿洗いや皿拭きをする，一緒に料理をするなど）。
- 体を寄せ合うなど，触れ合うことが大好きなので，そうした感覚を利用する。そして，そうした触れ合いを通して，苦しんでいる彼女を家族は理解していること，今でも彼女を愛していることを

本人に理解してもらう。

結果

ベッツィーの行動は沈静化し，向精神薬の量は顕著に減りました。家族も彼女の落ち着きがなくなる状況を予測できるようになり，気をまぎらわすような工夫をうまくできるようになりました。また，比較的早期に介入したことで，彼女の不安が高まることを防ぐことができました。ベッツィーのNPIの得点は28点から5点へと劇的に改善し，介護者のストレス得点（NP-D）も12点から3点へ減少しました。

NCBTで使用する介入

ここで紹介した事例では，見立てをもとに一人ひとりの欲求にあわせて介入法を立案することを示しました。2009年にMackinは，NCBTによってこれまで実施された介入に関する調査を行いました。表7.3はその概要を示しています。彼女はCohen-Mansfieldの分類（第1章を参照）をもとにチャレンジング行動を分類し，表7.3ではそのうち言語的アジテーション（たとえば，叫ぶ，金切り声をあげる）に対する介入のみを示しています。

この表は個々の介入をテーマごとに集約したものであり，その分詳しい情報を示すことができませんでしたが，それでもこれらの技法が「パーソン・フォーカスト」と「ケアラー・センタード」の両方の要素を含んでいることを理解してもらえると思います。そして，すべての介入は本人の欲求に基づくものであり，適切な環境，関係，承認，快適さ，刺激といった人間の基本的な欲求を満たしていくことを目標としています[154]。また，介入内容が比較的基本的なもので構成されていることも重要な点だと思います。複雑な心理療法を実施することよりも，コミュ

表7.3 NCBTによる介入の概要[153]

ねらい	介入の内容
「刺激・働きかけ」を意識したもの	コミュニケーションのしかたを改善する。 その人に合った活動を提供する。 距離や頻度など，接し方・近付き方を変えてみる。 1対1でかかわる時間をとる。 これから何をするのか，今何をしているのか説明する。 介入を始める前に，本人の覚醒や注意のレベルを確認する。 これから行うことやパーソナル・スペースに入ることについて了解を得る。 「治療のための嘘」を用いる。 周囲の人や環境に注意を向けてもらう。 自分の行動の反動（自分の行った行為が結果的に自分にも被害を及ぼすこと）について説明する。 他のことに注意を向けてもらう。 遠足など，外に出かける。
「快適さ」を意識したもの	ひとりでくつろげる空間を用意する。 家族や介護スタッフの映像や録音テープを使って，あたかも彼らがそこにいるような気分を味わってもらう*。
「現場ですぐに役立ちそうなこと」を意識したもの	周囲のノイズを最小にする。 その場を離れ，しばらくしたら戻る。 薬を処方する（鎮痛剤や抗うつ薬）。 ストレスが多い環境から別の環境に移す。 好きな食べ物や飲み物を用意する。 トイレ休憩を定期的にとる。
「役割や立場を与えること」を意識したもの	施設のフロアや自宅で何か役割をもってもらう。
「行動論的な介入」を意識したもの	介護者に一貫した対応をしてもらう。 自律を促す。 本人に選択してもらう（例：服，活動）。 行動や装いを褒める。 安心感を与える。 望ましい行動がみられたら称賛するなどのいわゆる報酬を与える。 選択肢を減らし，シンプルにする。
「優しさや愛情」を意識したもの	本人の困難な状況に共感する。 身体を使って愛情を表現する（手をにぎる，ハグする）。 ドール・セラピーを行う。 パーソナルビデオを見てもらう（家族やペット，友人）。

＊訳注）Simulation presentation（疑似体験法）と呼ばれる技法。

ニケーションや対人関係のスキルの改善が介入の中心となっています。これは，① ISS 中の介護者のアイデアをもとに考案された介入法が多い，②技法の多くは介護者が以前実施し一部うまくいったものを修正したものである，という二つの理由によるものです。しかし，もともと現場の経験的な技法であっても，NCBT の臨床的専門性が加わることで，厳密で明確な方法へと生まれ変わり，介護者間でのコンセンサスや一貫性を維持しながら実施することが可能となります。

まとめ

　この章では，介護施設，病院，自宅といったさまざまな場面で実施されている NCBT の事例を紹介しました。それらは場面ごとに少し調整が必要な場合もありますが，基本的なプロセスは変わりません。たとえば，各事例のチャレンジング行動はすべて，根底にある問題の兆候や症状があらわれたものととらえられています。セラピストの仕事とはいうなれば，原因の解明を行う「科学捜査」チームに介護者をリクルートすることです。こうした「科学捜査」的なアプローチは NCBT に限ったことではなく，似たような例は他にもあります[40, 19]。介入に関していえば，それらは見立てを基盤とし，介護者の意見を踏まえて考案されるものといって間違いありません。これまでずっと述べてきた点ですが，特に重要な点は介入の実施で主導権を握っているのは介護者本人であることです。さらに介入原理を理解している介護者であれば，セラピストのよきパートナーとして，実際の場面に合わせて介入法を調整することも可能です。

第 8 章

サービスの開発と提供

はじめに

　近年，財政的なコスト，目的に合わないサービス，薬剤の過剰使用などの問題により，チャレンジング行動がみられる人のためのヘルスケアやソーシャルケアに関する新しいモデルの開発が求められています。認知症と診断された人の33％はケアホームで暮らしており，多様なニーズを有する入所者も少なくありません（"Remember, I'm still me"，ケア委員会・精神保健福祉委員会，2009）。そのため，モデルの枠組みづくりでは，民間セクターを含める必要があります。この章ではまずチャレンジング行動の治療に関するサービス改革についてBanerjee[14]が行った提言を紹介します。次に1999年に設立されたニューキャッスル・チャレンジング行動臨床チーム（NCBT）の目的や構造について詳しく解説します。同じようなサービスを立ち上げたいと考えている実践家にとって，私たちのこれまでの取り組みは参考になる点も多いと思います。最後に，NCBTのメンバーが行った調査研究について紹介します。スタッフに研究に参加してもらうことは，熱意やモチベーションを維持し，バーンアウトを予防することにつながると考えられます。

　この章では，以下のような点について理解を深めます。

- Banerjee[14]はサービスの開発について多くの有用な提言を行った。
- チャレンジング行動の臨床にかかわる人にとって，ケースの担当数を抑えることや定期的なスーパービジョンを受けることは不可欠である。
- 各臨床現場（ケアホーム，病棟など）では，それぞれの現場に合った臨床的アプローチが必要とされる。
- チャレンジング行動の臨床はストレスが大きいので，ときにはセラピストに別の業務（教育，研究，普及活動など）を担当してもらうのがよい。そうした活動は，組織全体や，介護スタッフや家族にとってプラスの効果をもたらす。
- 臨床機関にとって研究は重要な活動である。それは実践技術の基盤となる知識の更新，メンバーの振り返りの促進や意欲の維持につながる。

サービスの改革

　Banerjee[14]は，認知症の人に使用されている向精神薬の量を3年間で3分の2減らすプログラムを打ち出しました。彼はその目標達成のために11の提言を行いました。この提言はイングランドやスコットランドの認知症国家戦略（2009, 2011）の目標とよく合致しています。それらの提言の多くは本書の内容に関係しており，以下の3点は特に関連が深いと思われます。

1. 専門家に委託しケアホームで働いてもらう（提言8）
2. 非薬物的アプローチに関する介護者の知識を改善する（提言7）
3. チャレンジング行動の治療，特に非薬物的アプローチの研究が必要である（提言5）

以下に，これらの提言に関する詳細を解説します．

提言 8

> プライマリケア・トラスト[*1]は高齢者のメンタルヘルスサービスについて，地域の専門機関に委託しスタッフをケアホームに派遣してもらい，ケアホームのプライマリケアを支援すべきである．プライマリケアを拡充するためには，認知症の人が暮らすケアホームでルーチンワークとして働く人員の確保が必要である．たとえば正規の薬剤師に来て働いてもらうことも考えられる．この提言は本報告の中核をなすものであり，他の提言を実現するためにも，プライマリケア機関が委託するための人材確保が必要である．

　この提言で Banerjee は，「ケアホームのプライマリケアを支援していくための多職種間協働」「対応が困難な行動に苦慮するケアスタッフへの支援を迅速に行う必要性」を指摘しました．Banerjee によれば，地域のかかりつけ医と協働するためには，普段から彼らと良好なつながりをもっておくことが不可欠であるとされています．また，Banerjee は専門性をもった臨床医を各地域の精神保健機関（Community Mental Health Teams：CMHT）に位置付けることを提言しています．専門家のチームがばらばらに動くよりもその方がやりやすいからです．オーストラリアでは，Brodaty ら[24]が階層的なモデルを用いて，チャレンジング行動に関係する組織やサービスの構造化を提言しています．このモデルは，7 階建てピラミッドにたとえて BPSD のマネジメントを構造化したものです[*2]．階が上がるにつれて各 BPSD の出現率は低くなりま

[*1]訳注）プライマリケア・トラスト：地域の医療サービスの統括機関．
[*2]訳注）Brodaty らの階層モデルでは，1（認知症なし）から 7（きわめて重度の BPSD がみられる認知症：例　激しい暴力）までの 7 段階で，マネジメントの方向性が示されている．

すが，逆に重症度は上がっていきます。Brodatyらは，認知症の人がどの階に位置するかは状態により変化するものなので（たとえば，感染症が原因で生じた攻撃行動は感染症を治療すれば軽減する），それによりサービスの提供者も変わると考えました。このモデルは政策に大きな影響を与えました。

提言7

> ケアホームのスタッフにとって，認知症の行動障害に対する非薬物的アプローチについて適切なスキルを身につけ，現場で有効な介入法を選択し実施できるようにするためのカリキュラム開発が必要である。ケアホームの主任スタッフはこうしたスキルに加え，他のスタッフにスキルを伝える力を備えるべきである。そのためには認知症ケアに関する国家資格の設立も必要となる。

現在ケアホームには身体・認知機能上，さまざまなニーズを抱えた人が集中しており，30年前と比べその役割は多様化しています。Banerjeeは，2008年に議員連盟が行った認知症に関する報告を支持するとともに，介護者の知識，態度，スキルが大きく不足していることを指摘しました。そのうえで，保健省が訓練機関と協働で認知症ケアの国家資格を設立することを提言しました。この提言は，かかりつけ医，精神科医，その他の専門職についても基礎的なスキルの改善を求めた点で注目に値します[189]。Banerjeeはこの提言でスタッフがトレーニングを受けるべき非薬物的アプローチも紹介しています。残念ながら本章では紙面の都合上，その詳細を解説できませんが，今後，非薬物的アプローチが薬物的アプローチの現実的な代替法となりうるか，今後の動向が注目されています。

提言5

認知症の人の行動の問題に対し，向精神薬の代替治療として非薬物的アプローチや他の薬物的アプローチに臨床効果や費用対効果が認められるのか，さらに研究を行う必要がある。国立保健研究機構と医学研究審議会は，こうした研究を促進するプログラムを立ち上げるべきである。

　この提言に挙げられている治療法には，エビデンスのレベルに大きな隔たりがみられます。もし向精神薬の代替手段としてまず非薬物的アプローチを使用するならば，これは重大な問題です。確かに非薬物的アプローチの中には大規模な RCT により効果が検証されているものもありますが，現在のガイドライン（例：NICE ガイドライン）で推奨されている心理的アプローチであっても，実施法を詳しく示すためにはプロセス研究の実施が必要だと考えられます。

　近年，大型の研究助成により，大規模な研究プロジェクトが数多く実施されています。代表的なものに Challenge-Demcare[167] や WHELD（Ballard ら，Alzheimer's Society[7]）があります。前者は臨床家と介護者のケアプラン作成をサポートする対話型のウェブシステム開発に関するものです。このシステムでは，アセスメントやパーソン・センタードの視点に基づいた個別のケアプラン作成について，教育やトレーニングを受けることができます。介入の基盤となっているのは機能的分析であり，プログラム全体が機能的分析（アセスメント，構造化，介入）と明確に関連付けられています。一方，WHELD では，これまで効果が報告されている介入法について主成分分析を行い，その結果をもとにエビデンスに基づく治療指針の開発を目指しています。現在，5カ年計画の第一段階として，関連する質的・量的研究について広範なレビューを実施したところです。これ以外に注目すべきものとして，Brooker らによっ

て行われた革新的な研究（PEARL）を挙げることができます。この研究では，VIPSと呼ばれるケアマッピングの開発を行っています[26]。

この後の節では，Banerjeeのさまざまな提言に応えるべく設立されたNCBTについて紹介します。なおこのサービスは単独の機関であり，他の組織に属するものではありません。

NCBTの設立と活動について

NCBTについて詳しく説明する前に，イギリスにはNCBTと同様に，しっかりと組織化された臨床機関がたくさんあることを述べておきます。よく知られているのは，北アイルランド（ホームファースト），サットン，ドンカスター，グラスターのリエゾンチームです。NCBTはイングランド北東部にある機関で，この地域には同じような機関が他に二つあります。NCBTは2000年に設立され，この地域で最も早く設立されたチャレンジング行動専門の臨床機関でした。他の機関も同じNHSトラストのグループではありますが，地理的要因やスタッフ構成の点で異なる運営形態をとっています。たとえば，ノーサンバーランド州の臨床機関は非常に広範囲の農村地域をカバーしており，地域の精神保健機関と非常に緊密な協働が必要とされています。また，タインサイド南部の臨床機関は他の機関と異なり，看護師と作業療法士から構成され，メンバーに臨床心理士は含まれていません。これらの三つの機関はそれぞれ単独で活動している専門家集団ですが，第6章で解説した生物・心理・社会的な手法を基盤としている点で共通しています。表8.1にこの三つの機関が担当する地域の詳細を示しました。

現在NCBTには2人の上級看護師と4人の中級看護師が在籍しており，臨床心理士のコンサルタントによって運営されています。彼らは精神科医のコンサルタントから定期的な研修を受けています。これまで過去10年間で1,400名以上の介入を行い，現在も年間約200名の在宅の

表8.1 チャレンジング行動専門の各臨床機関が担当する地域の人口特性

(イングランド北東部)

地域 (2007年NTW* NHSトラストによる)	65歳以上人口 (人)	65歳人口中の 85歳以上の割合 (%)	認知症のある人の 数 (人)
イングランド全体	8,168,800	13.3	595,000
ニューキャッスル	41,000	13.4	3,050
ノーサンバーランド	58,500	12.1	4,080
サンダーランドとタインサイド南部	72,900	21.9	4,960

＊原注) ノーサンバーランド，タインおよびウエア財団法人トラスト

利用者と20床からなる認知症ユニット1カ所を担当しています。

　NCBT設立のきっかけは，私たちの地域で介護施設に対する臨床サービスに格差が存在していることを知ったことでした。つまりそれは最も大変な状況におかれながら適切な心理的ケアを受けられない人がいることを意味していました。かつて民間のケアホームは精神保健分野で働いている臨床心理士から注目されることはありませんでした。ケアホームで働くことは大変だと思われていたのです。ケアホーム側も臨床心理士がかかわることに対して慎重な姿勢を示していました。当時のケアホームは，治療方針として心理療法よりも薬物療法が主体だったからです。このような状況により，NHSのセラピストはケアホームで働くことを嫌う傾向にありました[112]。この負の連鎖を断ち切るため，NCBTは以下の目的を挙げ設立されました。

- チャレンジング行動に対し適確でケアラー・センタード／パーソン・フォーカストの視点に立脚した方法で介入を行うこと。
- 薬物と非薬物のどちらも理にかなった治療プランと考える，認知症ケアの生物・心理・社会的モデルを提唱すること。

- チャレンジング行動が実際にみられる場面で介入を行うこと。これは行動が場面と結びついていることが多いためである。
- ケア施設と協働で本人のウェルビーイングの改善に努めること。
- 不必要な入院を防ぐこと。
- 病院では，治療により改善した患者について退院促進に努めること。
- 患者の状態やニーズに合わせ，適切なケアの場への移動に努めること（病院からケア施設への移動のみならずケア施設間の移動も含む）。
- 法的機関や規制機関との関係を築くこと（たとえば「ケアの質委員会」）。

　ケアホームは特にストレスがたまりやすい職場です。まして不必要な薬物療法の使用を避け，積極的に非薬物的アプローチを行おうとしているセラピストならばなおさらです。セラピストのバーンアウト（燃え尽き症候群）のリスクは常に存在しているといってよいでしょう。NCBTではそうしたバーンアウトを防ぐため，メンバーの担当件数を少数（1人当たり 10〜12 件）におさえ，定期的に（最低週 1 時間）スーパービジョンを受けてもらっています。また，かけもちはせず単独のセンターの同じ機関で働いてもらっています。そうすることで，セラピストはサポートやインフォーマルなスーパービジョンを受けやすくなります。セラピストの活動の中心は臨床ですが，それ以外の活動も行ってもらっています。その活動を図 8.1 に示しましたが，その内容は教育，コンサルテーション，研究などです。

　教育（たとえば介護スタッフへの教育）は臨床活動で不可欠な要素と考えられますが，常に内容の更新が求められているので，同時に担当者自身の知識も更新することができます。同様に研究も NCBT の重要な要素と考えられますが，それらはサービスの提供と直接関係する臨床的なテーマに絞って行われています。

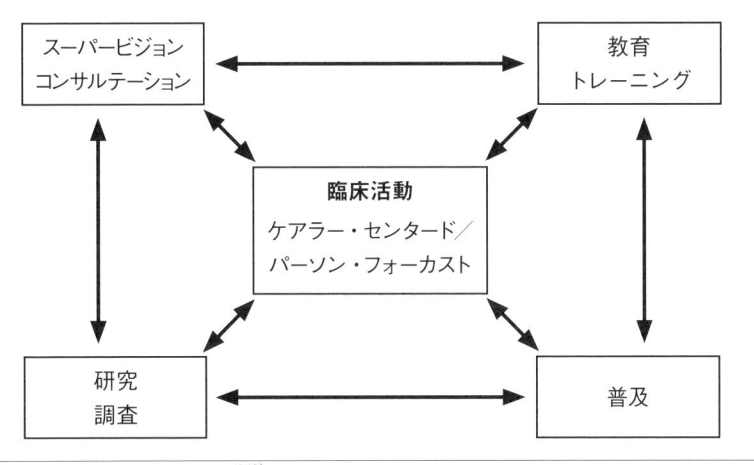

図 8.1 NCBT が行う活動[149]

近年，認知症国家戦略の目標に沿い，NCBT は地域内の病院の認知症病棟でも臨床活動を開始しました。認知症病棟で用いる臨床モデルは，在宅場面で使っているもの（認知症のある人やチャレンジング行動に対して感情的になるのを抑え，事実に基づき情報収集を行うようにスタッフを支援する）と似ていますが，病棟の現場に合わせて少し変えた点もあります（文献 54 を参照）。活動を始めた頃，特に大変だったのは，それまで行われてきた病棟スタッフのやり方に見立てのプロセスを組み込むことでした。もう一つ，大きな問題となったのは，病棟では精神科医のコンサルテーションのやり方が人によってバラバラだったことです。しかし，この点は後に組織の再編成が行われたことで解決されました。再編成後，病棟でコンサルテーションを行う精神科医は 1 名に絞られ，同じ医師が毎日ミーティングを開き，そこに NCBT のメンバーが参加するという形をとりました。

　第 7 章で紹介したように，NCBT の成果を示す研究も行われています（文献 243 および第 7 章参照）。NCBT がこれまで成功している理由

は,「問題行動」にかかわる人すべて（利用者,スタッフ,家族,ケアホームの管理者など）のエンパワメント向上を大切にし,またそう願って取り組んでいるからだと思います。そうした組織全体の姿勢が関係者の心を動かし,見立てに基づくケアプランの開始と適切で厳密な実行につながっていると思います。次の節ではNCBTのメンバーが行った研究調査の一部を紹介します。Banerjeeが指摘したように,この分野の発展には研究活動が不可欠です。

研究

図8.1に示したように,NCBTでは研究活動を行うことが推奨されています。研究活動は,論文投稿か学会発表を前提に進められています。ここでは,筆者がニューキャッスル大やティーズサイド大の共同研究者とともに看護師を支援し行った研究を紹介します。

トイレの使用に関する研究

Stokes[209]によれば,介護施設で認知症のある人の多くが使用しているトイレは冷たくて,臭くて,不快なものであるといいます。Stokesはこうした不快な状況がもとで認知症の人はトイレを利用することを嫌がるようになり,失禁に至ることもあるはずだといいます。

この問題に取り組むために,Stokesは公衆便所を使用する際の要望や希望について,まずはスタッフ自身に考えてもらう必要があると考え,彼らのトイレ使用の習慣に関する調査を行いました[120, 148]。表8.2はその主な結果を示しています。

この研究は,介護施設で認知症の人がトイレ使用の際に直面する問題についてスタッフが考えるよいきっかけとなりました。認知症の人の状況に共感できたことで,スタッフには排泄ケアを変えよう,清潔さ・におい・人間工学の観点から使い勝手のよいトイレにしようという思いや

表 8.2 「自分の家以外でトイレを使うとき，下記の行動をしますか」に対する回答のまとめ

行動	いつも	時々	ごくたまに	したことがない
便座に触れないように腰を浮かせますか？	32.6%	38.0%	13.0%	16.3%
便座に座るとき，トイレットペーパーを便座に敷きますか？	38.0%	22.8%	12.0%	27.2%
便座に座る前に便座を拭きますか？	46.2%	37.4%	8.8%	7.7%
紙や手以外の体の部分を使って，水を流すレバーに直接手を触れないようにしますか？	25.3%	30.8%	17.6%	26.4%
手を洗う時，直接蛇口に手のひらが触れないように，手首を使って蛇口の開け閉めをしますか？	16.5%	27.5%	17.6%	38.5%
トイレを出るとき，ドアノブを触らないようにしますか？	20.9%	26.4%	15.4%	37.4%

モチベーションが湧いたかもしれません．また，トイレを快適に使い続けるためには，プライバシーや尊厳を守ること，自主性を重んじることが大切だという気付きが促されることも期待できました．さらに，研究に参加したスタッフでは，排泄ケアを単なる業務として遂行するだけではなく，気配りや敬いの心を表す機会ととらえられるようになることも期待できました．今後は，こうした「新しい気付き」がスタッフの実践にどのような効果をもたらすのか検証を行っていくべきでしょう．

ドールセラピー

アジテーションがみられる，つらそうにしている，コミュニケーションが困難である，引きこもりがちであるといった状態の認知症の人に対し，ウェルビーイングを高める予防的アプローチとして広くドールセラピーが使われています[63, 81, 155]．これまでいろいろなタイプのいわゆる

「赤ちゃん人形」を使って，アジテーションや攻撃行動，徘徊を減少させたという事例報告がなされています（文献 84, 170 など）。

ニューキャッスルでは，NCBT が介護現場に人形を導入し，利用者にどのような効果がみられるかを検証しました。また，臨床観察に基づき，人形の使用方法に関するガイドラインも作成しました[151]。Mackenzie ら[150] は，ケアスタッフの 69％が人形を使うことで利用者のウェルビーイングが改善したと感じていることを報告しています。この研究の結果では，これ以外にも，利用者とスタッフの交流，利用者同士の交流，活動レベル，幸福感／満足感，ケアや介入への協力，アジテーションの改善が挙げられています。しかし，結果には個人差もかなりみられ，スタッフからは人形を使った際の問題点も挙げられていました（たとえば，人形の持ち主のことでもめてけんかになる，人形を置き忘れてしまう）。また，12 週間にわたり，人形を使うことによる効果を検証した James ら[116] の研究では，人形を使った利用者の半数以上で，活動量，スタッフや他の利用者との交流，幸福感，アジテーションについて，ある程度の改善がみられました。さらに，Ellingford ら[65] の研究では，人形を使った人では，導入後 3 カ月間で，ポジティブな行動が増え，ネガティブな行動や暴力が減ったことが明らかにされています。

以上の研究をまとめると，人形は認知症のある人にさまざまな効果を与える可能性をもっていると考えられます。ただし，人形の使用の際は，まず専門家の指導を受けることが何より大切なことといえます[151]。

認知症ケアにおける嘘

嘘をついたりだましたりすることは，モラルに反する[230]，信頼関係を崩しかねない[53] と一般的にとらえられています。しかし，嘘をついたりだましたりすることは，我々の日々の生活で重要かつ複雑な役割を担っています。たとえば，気まずくならないように，あるいは失礼を重ねないように相手を思いやってつく嘘もあります。Vrij[230] は，「ささい

な嘘」「誇張」「明らかな嘘（伝えた情報が事実と矛盾する，あるいはまったく異なる）」を区別しました。認知症ケアの研究でも似たような分類が行われています。Blum[21]の研究では，認知症の人の家族が，「明らかな嘘」とそれ以外の方法で「ごまかす」（「表面的に合わせる」「罪のないささいな嘘」「言わないでおく」など）ことは別物と考えていることがわかりました。同様に，Cunningham[46]は，介護の専門職の人では，嘘をつくことによる後ろめたさを和らげるため，婉曲的な表現（「罪のないささいな嘘」や「事実の歪曲」など）を使っていることを明らかにしています。

私たちも2002年に介護者が嘘をどのように使っているか調査を行い，それ以来，嘘について多くの研究を行ってきました[66, 114, 119, 240]。以下はそれらの研究成果をまとめたものです。

- 介護の専門職とセラピスト112名に行った調査では，全体の98％の人が認知症のある人に嘘をつくことがあると答えた。
- 93％が嘘をつくことでうまくいくことがあると答えた。
- 88％が嘘をつくことで問題が起こることもあると認識している。
- 85％が認知症ケアにおける嘘の使用についてガイドラインが欲しいと答えた。
- 多くの研究では，嘘により認知症の人が得られる利益がきわめて大きい場合に限り，嘘を使用してもよいという考えを支持している。
- 認知症のある人も嘘をつくことの利点や問題点を認識している。
- 嘘の使用についてどう思うかにかかわらず，これは介護現場固有の問題であり，きちんと議論すべき重要な問題であると回答者は認識している。

最新の研究では，この問題に対する認知症の人自身の考えも調査されています[233]。このプロジェクトでは，介護者が認知症の人に嘘をつい

たりだましたりする場合は慎重に行うべきだとしています。その一方で, この研究に参加した人の大半は, 認知症がかなり進んだ場合に嘘をつくことは容認できると回答しています。その理由は嘘をつくことによって得られる利益（事実を伝える苦痛の軽減など）が不利益（人間性や自尊心に悪い影響を与える）を上回ると考えられるためでした。ただし少数ではありますが, どんな状況であっても嘘をつくことは容認できないと回答した人もいました。

　筆者らは, 介護者からの要望に応じ, 12項目のガイドラインを作成しました[119]。その中で最も議論の的となりそうなものは,「スタッフは嘘の使用についてトレーニングを受けるべきである（たとえば, 適切な嘘の選び方, 嘘をついたことの記録の残し方など）」という項目だと思います。誤解しないでほしいのですが, 私たちはこれまで嘘をつくことを推奨したことは一度もありません。しかし, この問題は倫理的に避けて通ることはできないことだと思っています。実際, スタッフや家族は嘘をつくこともコミュニケーション手段の一部ととらえていることが明らかにされています。また, 嘘によって認知症の人の苦痛を和らげることができると確信している人も多いようです。

その他の研究

　ここ数年, NCBTは多くの研究に携わってきましたが, 実践に関すること, とりわけ介護場面で遭遇するようなテーマに絞って取り組んできました。典型的なものにSmithらの「英語を母語としない介護者のコミュニケーションのとりづらさ」に関する調査があります[203]。また, これもまた議論の的になりそうなテーマではありますが, 認知症の人と介護者との性の問題に関する調査を行いました。現在私たちが取り組んでいる最も重要な研究は, チャレンジング行動の薬物使用に対する介護者の受けとめ方に関する研究です。

　NCBTはここ10年間で30本以上の論文を発表していますが, その

うち6割が査読付論文です。前述したように，それらは，認知症の人やその介護者と仕事でかかわる場面で遭遇する，臨床的な問題に直結したものでした。私たちはこうした研究を地域の大学と連携し，大学院生と共同で進めています。大学と連携することで研究資金の面でも助かっており，研究倫理の審査に関しても大学を通じて認可を受けることができます。臨床機関として，実践的な研究を行っていくことは不可欠なことだと思います。確かに研究の規模としてはそれほど大きなものでないことが多いのですが，得られた結果はすべて，実際の臨床に直接役に立つものです。

まとめ

　21世紀に入ってから，私たちの世代が高齢期に向かううえで，あるいは高齢になってからの生活にとって重要なプランが次々と発表されています。こうしたことは，確かに高齢者ケアの改善を牽引する要因になっていると思います。しかし，これまで認知症の人に特化した戦略が注目されたことはほとんどありませんでした。私たちはこうした施策にもっと関心をもつべきだと思います。イギリスの認知症国家戦略ではさまざまな公約がなされていますが，それらが実際，どのような形で長期的に提供されていくのかは興味深い点です。公約がどれくらい達成できたか，現在調査が行われていますが，それらの情報に注意を払っていくことは重要なことでしょう。

　筆者自身の取り組みに関していえば，これからも理論に立脚しかつ調査や研究に裏付けられたケアモデルを構築し続けることが重要だと考えています。本章はもちろん，本書全体を通じ，「科学的な臨床家」の流儀に基づくNCBTの取り組みについて紹介しました。そうした取り組みは，NHSや民間セクターから出される要望に合わせて発展してきたといっても過言ではありません。

文　献

1) Alander, H. (2010) *Older Adults' Views and Experiences of Doll Therapy in Everyday Dementia Care*. Teesside University, Middlesbrough. DClinPsych Thesis.
2) Alexopoulos, G.S., Abrams, R.C., Young, R.C. and Shamoian, C.A. (1988) 'Cornell scale for depression in dementia'. *Biological Psychiatry 23*, 271–284.
3) Algase, D.L., *et al.* (1996) 'Need-driven dementia compromised behaviour: an alternative view of disruptive behavior'. *American Journal of Alzheimer's Disease and Other Dementias 11*, 10–19.
4) Alessi, C.A., Yoon, E.J., Schnelle, J.F., Al-Samarrai, N.R. and Cruise, P.A. (1999) 'A randomized trial of a combined physical activity and environmental intervention in nursing home residents: do sleep and agitation improve?' *Journal of the American Geriatric Society 47*, 7, 784–791.
5) Allen-Burge, R., Stevens, A. and Burgio, I. (1999) 'Effective behavioural interventions for decreasing dementia related challenging-behaviour in nursing homes'. *International Journal of Geriatric Psychiatry 14*, 213–232.
6) All-Party Parliamentary Group on Dementia (2008) 'Always a last resort: Inquiry into the prescription of antipsychotic drugs to people with dementia living in care homes'. April. www.Alzheimers.org.uk (accessed 15/06/2008).
7) Alzheimer's society (2010) Research e-journal issue 11: scientific version. Availaible at www.alzheimers.org.uk.
8) Ashida, S. (2002) 'The effect of reminiscence music therapy sessions on changes in depressive symptoms in elderly persons with dementia'. *Journal of Music Therapy 37*, 170–182.
9) Audit Commission (2002) *Forget me not*. www.audit-commission.gov.uk
10) Baker, R., Bell, S., Baker, E., *et al.* (2001) 'A randomised controlled trials of the effects of multi-sensory simulation for people with dementia'. *British Journal of Clinical Psychology 40*, 81–96.
11) Ballard, C., O'Brien, J., James, I., Swann, A. (2001) *Managing Behavioural and Psychological Symptoms in People with Dementia*. Oxford: Oxford University Press.
12) Ballard, C. Gauthier, S. Cummings, L., *et al.* (2009) 'Management of agitation and aggression associated with Alzheimer's disease'. *Nature Review (Neurology) 5*, 5, 245–255.
13) Ballard, C.G., O'Brien, J.T., Reichelt, K. and Perry, E.K. (2002) 'Aromatherapy as a safe and effective treatment for the management of agitation in severe dementia: The results of a double-blind, placebo-controlled trial with Melissa'. *Journal of Clinical Psychiatry 63*, 7, 553–558.
14) Banerjee, S. (2009) *The Use of Antipsychotic Medication for People with Dementia: Time for Action*. London: DoH.
15) Baron-Cohen, S. Wheelwright, S. and Skinner, R.I. (2001) 'The autism-spectrum quotient'. *Journal of Autism and Developmental Disorders 31*, 5–12.
16) Barber, N. (2009) 'Medication errors in care homes'. PSRP Briefing Paper, PSO25. University of Birmingham.
17) Beck, A.T. (1976) *Cognitive Therapy and the Emotional Disorders*. New York: International University Press.

18) Bird, M., Llwellyn-Jones, R.H., Korten, A. and Smithers, H. (2007) 'A controlled trial of a predominantly psychosocial approach to BPSD: Treating causality'. *International Psychogeriatrics* 19, 5, 874–891.
19) Bird, M., Llwellyn-Jones, R.H. and Korten, A. (2009) 'An evaluation of the effectiveness of a case-specific approach to challenging behaviour associate with dementia'. *Aging and Mental Health* 13, 1, 73–83.
20) Bishara, D., Taylor, D., Howard, R. and Abdel-Tawab, R. *et al.* (2009) 'Expert opinion on the management of BPSD and investigation into prescribing practices in the UK'. *International Journal of Geriatric Psychiatry* 24, 9, 944–954.
21) Blum, N.S. (1994) 'Deceptive practices in managing a family member with Alzheimer's disease'. *Symbolic Interaction* 17, 1, 21–36.
22) Blunden, R. and Allen, D. (1987) *Facing the Challenge: An Ordinary Life for People with Learning Difficulties and Challenging Behaviour.* London: King's Fund.
23) Bohlmeijer, E., Smit, F. and Cuipers, P. (2003) 'Effects of reminiscence and life review on late-life depression: a metal-analysis'. *International Journal of Geriatric Psychiatry* 18, 1088–1094.
24) Brodaty, H., Green, A. and Koschera, A. (2003) 'Meta-analysis of psychosocial interventions for caregivers of people with dementia'. *Journal of American Geriatric Society* 51, 657–664.
25) Brooker, D. (2006) 'Dementia care mapping: a review of the research literature'. *The Gerontologist* 45, 1, 11–18.
26) Brooker, D. (2007) *Person-Centred Dementia Care: Making Services Better.* London: Jessica Kingsley.
27) Burns, A. (2010). 'Editorial. Special issue: the challenges of dementia an international perspective'. *International Journal of Geriatric Psychiatry* 25, 9, 875.
28) Burns, A., Lawlor, B. and Craig, S. (1999) *Assessment Scales in Old Age Psychiatry.* London: Martin Dunitz.
29) Care Commission and Mental Welfare Commission (CC/MWC) (2009) *Remember, I'm Still Me: Care Commission and Mental Welfare Commission Joint Report on the Quality of Care of People with Dementia Living in Care Homes in Scotland.* Dundee: Scottish Commission for the Regulation of Care.
30) Chang F. *et al.* (2005). 'The effects of a music programme during lunchtime on the problem behaviour of the older residents with dementia at an institution in Taiwan.' *Journal of Clinical Nursing,* 19, 7, 939–948.
31) Churchill, M., Safaoui, J., McCabe, B. and Baun, M. (1999) 'Using a therapy dog to alleviate the agitation and desocialisation of people with Alzheimer's disease'. *Journal of Psychosocial Nursing and Mental Health Services* 37, 16–22.
32) Chung, J.C.C. and Lai, C.K.Y. (2002) 'Snoezelen for dementia'. *Cochrane Database of Systematic Reviews: Reviews Issue 4.* Chichester: John Wiley.
33) Chung, J.C.C. and Lai, C.K.Y. (2008) 'Snoezelen for dementia'. *Cochrane Database of Systematic Reviews*: updated review.
34) Clare, L., Woods, B., Moniz-Cooke, E. et al. (2003) 'Cognitive rehabilitation and cognitive training interventions targeting memory functioning in early stage dementia and vascular dementia'. *Cochrane Database of Systematic Reviews, Issue 4.*
35) Clark, D.M. (1983) 'On the induction of depressed mood in the laboratory: evaluation and comparison of the Velten and musical procedure'. *Advances in Behaviour Research and Therapy* 5, 27–49.
36) Cohen-Mansfield, J. (2000a) 'Use of patient characteristics to determine nonpharmacologic interventions for behavioural and psychological symptoms of dementia'. *International Psychogeriatrics* 12, 1, 373–386.
37) Cohen-Mansfield, J. (2000b) 'Nonpharmacological management of behavioural problems in persons with dementia: the TREA model'. *Alzheimer Care Quarterly* 1, 22–34.
38) Cohen-Mansfield, J. (2001) 'Nonpharmacologic interventions for inappropriate behaviors in dementia: A review, summary and critique'. *American Journal of Geriatric Psychiatry* 9, 361–381.
39) Cohen-Mansfield, J. (2006) 'Pain assessment in non-communicative elderly persons'. *The Clinical Journal of Pain* 22, 6, 569–575.

40) Cohen-Mansfield, J., Libin, A. and Marx M. (2007) 'Nonpharmacological treatment of agitation: a controlled trial of systematic individualized intervention'. *Journal of Gerontology: Medical Sciences 62A*, 8, 906–918.
41) Cohen-Mansfield, J. and Lipson, S. (2002) 'Pain in cognitively impaired nursing home residents: How well are physicians diagnosing it'. *Journal of American Geriatric Association 50*, 6, 1039–1044.
42) Cohen-Mansfield, J., Marx, M. and Rosenthal, A. (1989) 'A description of agitation in a nursing home'. *Journal of Gerontology: Medical Sciences 44*, 3, M77–84.
43) Cohen-Mansfield J., Thein, K., Dakheel-Ali, M. and Marx, M. (2010) 'The underlying meaning of stimuli: impact of engagement of person with dementia.' *Psychiatry Research, 15* 177, 216–222.
44) Commission for Healthcare Audit and Inspection (CHAI) (2006) *Living Well in Later Life: A Review of Progress Against the National Service Framework for Older People*. London: Commission for Healthcare Audit and Inspection.
45) Cummings, J.L., Mega, M., Gray, K., Rosenberg-Thompson, S., Carusi, D.A. and Gornbein, J. (1994) 'The neuropsychiatric inventory: comprehensive assessment of psychopathology in dementia'. *Neurology 44*, 2308–2314.
46) Cunningham, J. (2005) *Care staff views about telling the absolute truth to people with dementia*. Submitted in part fulfilment of Doctorate in Clinical Psychology. Ridley Building, Newcastle upon Tyne, UK.
47) Dagnan, D., Grant, F. and McDonnell, A. (2004) 'Understanding challenging behaviour in older people: the development of the Controllability Beliefs Scale'. *Behavioural and Cognitive Psychotherapy 32*, 4, 501–506.
48) Darwin, C. (1872) *The Expression of the Emotions in Man and Animals*. London: Murray.
49) Day, K., Carreon, D. and Stump, C. (2000) 'Therapeutic design of environments for people with dementia: A review of the empirical research'. *The Gerontologist 40*, 397–416.
50) Dean, R., Proudfoot, R. and Lindesay, J. (1993) 'The quality of interactions scale (QUIS): development, reliability and use in the evaluation of two domus units'. *International Journal of Geriatric Society 8*, 10, 819–826.
51) Dementia Services Development Centre (DSDC) (2008) *Best Practice in Design for People with Dementia*. Stirling: Dementia Services Development Centre, University of Stirling.
52) Dempsey, O.P. and Moore, H. (2005) 'Psychotropic prescribing for older people in residential care in the UK, are guidelines being followed?' *Primary Care and Community 10*, 1, 13–18.
53) DePaulo, B.M., Kashy, D.A., Kirkendol, S.E., Wyer, M.M. and Epstein, J.A. (1996) 'Lying in everyday life'. *Journal of Personality and Social Psychology 70*, 979–995.
54) Dexter- Smith, S. (2010) 'Integrating psychological formulations into older people's services: three years on'. *PSIGE Newsletter 112*, 3–7.
55) DoH (2001) *National Service Framework for Older People*. London: Department of Health.
56) DoH (2005) *Everybody's Business: Integrated Health Services for Older People*. London: Department of Health.
57) DoH (2009) *National Dementia Strategy*. Living well with dementia: A National Dementia Strategy. (www.dh.gov.uk/en/socialcare/deliveringadultsocialcare/olderpeople/National dementiastrategy/index.htm)
58) Doyle, C., Zapparoni, T., O'Connor, D. and Runci, S. (1997) 'Efficacy of psychological treatments for noisemaking in severe dementia'. *International Psychogeriatrics 9*, 405–422.
59) Dynes, R. (2009) Improving communication skills – issues 23–26. www.robindynes.co.uk.
60) Edwards, N. (2004) 'Using Aquariums in Managing Alzheimer's Disease: Influence on Resident Nutrition and Behaviours and Improving Staff Morale'. In: S.F.C.A. Studies (ed.) *People and Animals: A Timeless Relationship*. Glasgow, IAHAIO.
61) Eells, T., Kendjelic, E. and Lucas, C. (1998) 'What's in a case formulation: development and use of content coding manual'. *Journal of Psychotherapy Practice and Research 7*, 144–153.
62) Eggermont, L. and Scherder, E. (2006) 'Physical activity and behaviour in dementia: a review of the literature and implications for psychosocial interventions in primary care'. *Dementia: The International Journal of Social Research and Practice 5*, 3, 411–428.
63) Ehrenfeld, M. (2003) 'Using therapeutic dolls with psychogeriatric patients'. In: C.E. Schaefer (ed.) *Play Therapy with Adults*. New York: John Wiley.

64) Ekman, P. (1973) 'Cross Cultural Studies of Facial Expression'. In: P. Ekman (ed.) *Darwin and Facial Expressions: A Century of Research in Review*. New York: Academic Press.
65) Ellingford, J., James, I., Mackenzie, L. and Marsland, L. (2007) 'Using dolls to alter behaviour in patients with dementia'. *Nursing Times 103*, 5, 36–37.
66) Elvish, R., James, I.A. and Milne, D. (2010) 'Lying in dementia care: an example of a culture that deceives in people's best interests'. *Aging and Mental Health 14*, 3, 255–262.
67) Expert Consensus Panel for Agitation in Dementia (1998). 'Treatment of agitation in older persons with dementia.' *Postgraduate Medicine 1*, 1–88.
68) Feil, N. and de Klerk-Rubin, V. (2002) *The Validation Breakthrough: Simple Techniques for Communicating with People with Alzheimer-Type-Dementia*. Health Professions Press.
69) Finnema E. et al. (2005) 'The effect of integrated emotion-oriented care versus usual care on elderly persons with dementia in the nursing home and on nursing assistants: a randomized clinical trial'. *International Journal of Geriatric Psychiatry 20*, 330–343.
70) Folstein, M., Folstein, S. and McHugh, P. (1975) 'The mini-mental state. A practical method for grading the cognitive state of patients for the clinician'. *Journal Psychiatric Research 12*, 189–198.
71) Fopma-Loy, J. (1991) *Predictors of Caregiver Behavior of Formal Caregivers of Institutionalised People with Dementing Illnesses*. Unpublished doctorate dissertation. University School of Nursing, Indiana.
72) Forbes, D., Forbes, D., Morgan, M. et al. (2008) 'Physical activity programs for persons with dementia'. *Cochrane Database of Systematic Reviews, Issue 3*.
73) Forbes, D., Culum, I. and Lischka, A. (2009) 'Light therapy for managing cognitive, sleep, functional, behavioural or psychiatric disturbances in dementia'. *Cochrane Database of Systematic Reviews, Issue 4*.
74) Fossey, J. and James, I.A. (2007) *Evidence-based Approaches for Improving Dementia Care in Care Homes*. London: Alzheimer's Society.
75) Fossey, J., Ballard, C., Juszczak, E., James, I., Alder, N., Jacoby, R. and Howard, R. (2006) 'Effect of enhanced psychosocial care on antipsychotic use in nursing home residents with severe dementia: cluster randomised trial'. *British Medical Journal 332*, 756–758.
76) Fraser, F. and James, I. (2008) 'Why does doll therapy improve the well-being of some older adults with dementia?' *PSIGE Newsletter 105*, 55–63.
77) Gates, G. et al. (2008) 'Central auditory dysfunction in older persons with memory impairment or Alzheimer dementia'. *Archives of Otolaryngology and Head and Neck Surgery 134*, 771–777.
78) Garner, P. (2004) A SPECAL place to keep. *Journal of Dementia Care 12*, 3.
79) Gauthier, S. Wirth, Y. and Mobius, H. (2005) 'Effects of behavioural syndromes in Alzheimer disease patients'. *International Journal of Geriatric Psychiatry 20*, 459–464.
80) Gauthier, S., Loft, H. and Cummings, J. (2008) 'Improvements in behavioural symptoms with moderate to severe Alzheimer's disease by memantine: a pooled data analysis'. *International Journal of Geriatric Psychiatry 23*, 537–545.
81) Godfrey, S. (1994) 'Doll therapy'. *Australian Journal of Ageing 13*, 1, 46.
82) Gotell. E., Brown, S. and Ekman, S. (2002) 'Caregiver singing and background music in dementia care'. *Western Journal Nursing Research 24*, 2, 195–216.
83) Gibson, F. (1994) 'What can Reminiscence Contribute to People with Dementia?' In: J. Bornat (ed.) *Reminiscence Reviewed: Evaluations, Achievements, Perspectives* (pp.46–60). Buckingham: Open University Press.
84) Gibson, S. (2005) 'A personal experience of successful doll therapy'. *Journal of Dementia Care 13*, 3, 22–23.
85) Gibson, M.C., MacLean, J., Borrie, M. and Geiger, J. (2004) 'Orientation behaviors in residents relocated to a redesigned dementia care unit'. *American Journal of Alzheimer's Disease and Other Dementias 19*, 45–49.
86) Gill, S.S. (2005) 'Atypical antipsychotic drugs and risk of ischaemic stroke: population based retrospective cohort study'. *British Medical Journal 330*, 445.
87) Goudie, F. and Stokes, G. (1989) 'Understanding confusion'. *Nursing Times 85*, 35–37.

88) Greer, K.L., Pustay, K.A., Zaun, T.C. and Coppens, P. (2001) 'A comparison of the effects of toys versus live animals on the communication of patients with dementia of the Alzheimer's type'. *Clinical Gerontologist 24*, 157–182.
89) Guzman-Garcia, A., James, I.A. and Mukaetova-Ladinska, E. (in press) 'Danzon a Psychomotor intervention: a piolet'. *Dementia: International Journal of Social Research and Practice*.
90) Health Economic Research Centre (HERC) (2010) *Dementia 2010: The Economic Burden of Dementia and Associated Research Funding in the UK*. A report produced by the Health Economic Research Centre, University of Oxford for the Alzheimer's Research Trust. (www.alzheimers-research.org.uk).
91) Heyn, P., Abreu, B. and Ottenbacher, K. (2004) 'The effects of exercise training on elderly persons with cognitive impairment and dementia: a meta-analysis'. *Archives of Physical Medicine and Rehabilitation 85*, 1694–1704.
92) Hirst, J. and Oldknow, H. (2009) 'Rapid access for older people to specialist mental health services'. *Nursing Times 105*, 7, 12–13.
93) Hogan, D., Maxwell, C., Fung, T. and Ebly, E. (2003) 'Prevalence and potential consequences of benzodiazepine use in senior citizens: Results from the Canadian Study of Health and Aging'. *Canadian Journal of Clinical Pharmacology 10*, 2, 72–77.
94) Holden, U. and Woods, B. (1982) *Reality Orientation: Psychological Approaches to the Confused Elderly*. Edinburgh: Churchill Livingstone.
95) Holland, T. (2008) *The Use of Medication in the Treatment of Challenging Behaviour*. Information sheet of The Challenging Behaviour Foundation (www.Challengingbehaviour.org.uk).
96) Holmes, C. (2009) *Guidelines: managing behaviour problems in patients with dementia (version 1)*. Hampshire Partnership NHS Foundation Trust (www. Hampshirepartnership.nhs.uk).
97) Holmes, C., Hopkins, V. Hensford, C., MacLaughlin, V., Wilkinson, D. and Rosenvinge, H. (2002) 'Lavender oil as a treatment for agitated behaviour in severe dementia: a placebo controlled study'. *International Journal of Geriatric Psychiatry 17*, 4, 305–308.
98) Holmes, C., Wilkinson, D., Dean, C. *et al.* (2004). 'The efficacy of donepezil in the treatment of neuropsychiatric symptoms in Alzheimer disease'. *Neurology 63*, 214–219.
99) Holt, F., Birks, T., Thorgrimsen, L. *et al.* (2003) 'Aromatherapy for dementia'. *Cochrane Database of Systematic Reviews, Issue 3* (last updated 2009).
100) Hopman-Rock, M., Staats, P., Erwin, C. and Droes, R.-M. (1999) 'The effects of a psychomotor activation programme for use in groups of cognitively impaired people in homes for the elderly'. *International Journal of Geriatric Psychiatry 14*, 8, 633–642.
101) Howard, R., Ballard, C., O'Brien, J. and Burns, A. (2001) 'Guidelines for the management of agitation in dementia'. *International Journal Geriatric Psychiatry 16*, 714–717.
102) Hughes, C., Bergh, L. and Danziger, W. (1982) 'A new clinical scale for the staging of dementia'. *British Journal of Psychiatry 140*, 566–572.
103) Hulme, C. Wright, J., Crocker, T., *et al.* (2010) 'Non-pharmacological approaches for dementia that informal carers might try to access: a systematic review'. *International Journal of Geriatric Psychiatry 25*, 756–763.
104) Hurley A., Volicer, B. and Hanrahan, P. (2001) 'Assessment of discomfort in advanced Alzheimer's patients.' *Research Nursing Health, 15*, 369–377.
105) Jackson, G. (2005) 'Anti-psychotic drug use for people with dementia in care homes'. *Journal of Dementia Care Jul–Aug*, 28–30.
106) James, I.A. (1999) 'Using a cognitive rationale to conceptualise anxiety in people with dementia'. *Behavioural and Cognitive Psychotherapy 27*, 4, 345–351.
107) James, I.A. (2001) 'The anger triad and its use with people with severe dementia'. *Psychology Special Interest Group for Older People (PSIGE) Newsletter, BPS 76*, 45–47.
108) James, I.A. (2010) *Cognitive Behavioural Therapy with Older People: Interventions for Those with and Without Dementia*. London: Jessica Kingsley.
109) James, I.A., Powell, I. and Kendell, K. (2001) 'Cognitive therapy for carers: Distinguishing fact from fiction'. *Journal of Dementia Care 9*, 6, 24–26.
110) James, I.A. and Sabin, N. (2002) 'Safety seeking behaviours: conceptualising a person's reaction to the experience of cognitive confusion'. *Dementia: The International Journal of Social Research and Practice 1*, 1, 37–46.

111) James, I.A., Postma, K. and Mackenzie, L. (2003a) 'Using an IPT conceptualisation to treat a depressed person with dementia'. *Behaviour and Cognitive Psychotherapy, 31*, 4.
112) James, I.A., Powell, I. and Kendell, K. (2003b) 'The castle and the know-it-all – access to the inner circle'. *Journal of Dementia Care 11*, 4, 24–26.
113) James, I.A., Powell, I. and Kendell, K. (2003c) 'A cognitive perspective on training in care homes'. *Journal of Dementia Care 11*, 3, 22–24.
114) James, I.A., Powell, I., Smith, T. and Fairbairn, A. (2003d) 'Lying to residents: can the truth sometimes be unhelpful for people with dementia?' *PSIGE Newsletter, BPS 82*, 26–28.
115) James, I., Reichelt, F., Morse, R., Mackenzie, L. and Mukaetova-Ladinska, E. (2005) 'The therapeutic use of dolls in dementia care'. *Journal of Dementia Care 13*, 3, 19–21.
116) James, I., Mackenzie, L. and Mukaetova-Ladinska, E. (2006a) 'Doll use in care homes for people with dementia'. *International Journal of Geriatric Psychiatry 21*, 11, 1044–1051.
117) James, I.A., Mackenzie, L., Stephenson, M. and Roe, P. (2006b) 'Dealing with Challenging Behaviour through an Analysis of Need: the Colombo Approach'. In: M. Marshall (ed.) *On the Move: Walking not Wandering*. London: Hawker Press.
118) James, I.A., Mukaetova-Ladinska, E., Reichelt, F., et al. (2006c) 'Diagnosing Asperger's in the elderly'. *International Journal of Geriatric Psychiatry 21*, 951–960.
119) James, I.A., Wood-Mitchell, A., Waterworth, A.M., Mackenzie, L. and Cunningham, J. (2006d) 'Lying to people with dementia: developing ethical guidelines for care settings'. *International Journal of Geriatric Psychiatry 21*, 800–801.
120) James, I.A., Carlson-Mitchell, P., Ellingford, J. and Mackenzie, L. (2007) 'Promoting attitude change: staff training programme on continence care'. *PSIGE Newsletter 97*, 11–16.
121) James, I.A. and Stephenson, M. (2007) Behaviour that challenges us: the Newcastle support model. *Journal of Dementia Care 15*, 5, 19–22.
122) James, I.A., Morse, R. and Howarth, A. (2010) 'The science and art of asking questions in cognitive therapy'. *Behavioural and Cognitive Psychotherapy 38*, 1, 83–94.
123) Johnson, C., Knight, C. and Stewart, I. (2008) 'Just how challenging can older people be? Part 1: Selecting the appropriate tool for measuring aggression within services'. *PSIGE Newsletter 103*, 46–64.
124) Judd, S., Marshall, M. and Phippen, P. (1997) *Design for Dementia*. London: Hawker.
125) Kaufer, D.I., Cummings, J.L. and Christine, D., et al. (1998) 'Assessing the impact of neuropsychiatric symptoms in Alzheimer's disease: the Neuropsychiatric Inventory Caregiver Distress Scale'. *Journal of the American Geriatrics Society 46*, 210–215.
126) Keefe, F. and Block, A. (1982) 'Development of an observation method for assessing pain behaviour in chronic low back pain patients.' *Behaviour therapy, 13*, 363–375.
127) Kipling, T., Bailey, M. and Charlesworth, G. (1999) 'The feasibility of a cognitive behavioural therapy group for men with mild/moderate cognitive impairment'. *Behavioural and Cognitive Psychotherapy 27*, 189–193.
128) Kitwood, T. (1997) *Dementia Reconsidered*. Buckingham: Open University Press.
129) Kitwood, T. and Bredin, K. (1992) 'Towards a theory of dementia care: personhood and wellbeing'. *Ageing and Society 12*, 269–287.
130) Killick, J. and Allan, K. (1999) 'The arts in dementia care: tapping a rich resource'. *Journal of Dementia Care 7*, 35–38.
131) King, A.C., Oman, R.F., Brassington, G.S., Bliwise, D.L. and Haskell, W.L. (1997) 'Moderate-intensity exercise and self-rated quality of sleep in older adults: a randomized controlled trial'. *JAMA 277*, 1, 32–37.
132) Knapp, M., Thorgrimsen, L., Patel, A., Spector, A., Hallam, A., Woods, B. and Orrell, M. (2006) 'Cognitive stimulation therapy for people with dementia: cost-effectiveness analysis'. *British Journal of Psychiatry 188*, 574–580.
133) Koder, D.A. (1998) 'Treatment of anxiety in the cognitively impaired elderly: can cognitive behaviour therapy help?' *International Psychogeriatrics 10*, 2, 173–182.
134) Kovach, C., Weissman, D., Griffie, J. et al. (1999) 'Assessment and treatment of discomfort for people in late-stage dementia'. *Journal of Pain Symptoms Management 18*, 412–419.
135) Kunik, M., Martinez, M., Snow, A. et al. (2003) 'Determinants of behavioural symptoms in dementia patients'. *Clinical Gerontology 26*, 3, 83–89.

136) Lantz, M., Giambianco, V. and Buchalter, E. (1996) 'A ten-year review of the effect of OBRA 87 on psychotropic prescribing practices in an academic nursing home'. *Psychiatric Services 47*, 951–957.
137) Lee, P.E., Gill, S.S., Freedman, M., Bronskill, S.E., Hillmer, M.P. and Rochon, P.A. (2004) 'Atypical antipsychotic drugs in the treatment of behavioural and psychological symptoms of dementia: systematic review'. *British Medical Journal 329*, 75–78.
138) Levin, H.S., High, W.M., Goethe, K.E., Sisson, R.A., Overall, J.E., Rhoades, H.M., Eisenberg, H.M., Kalisky, Z. and Gary, H.E. (1987) 'The neurobehavioural rating scale: assessment of the behavioural sequelae of head injury by the clinician'. *Journal of Neurology, Neurosurgery and Psychiatry 50*, 2, 183–193.
139) Levy-Storms, L. (2008) 'Therapeutic communication training in long-term care institutions: recommendations for future research'. *Patient Education and Counseling 73*, 8–21.
140) Libin, A. and Cohen-Mansfield, J. (2004) 'Therapeutic Robocat for nursing home residents with dementia: Preliminary inquiry'. *American Journal of Alzheimer's Disease and Other Dementias 19*, 2, 111–116.
141) Livingston, G., Johnston, K., Katona, C., Paton, J. and Lyketsos, C. (2005) 'Systematic review of psychological approaches to the management of neuropsychiatric symptoms of dementia'. *American Journal of Psychiatry 162*, 11, 1996–2021.
142) Lord, T. and Garner, E. (1993) 'Effects of music on Alzheimer patients'. *Perceptual and Motor Skills 76*, 451–455.
143) Lyketsos, C., Lopez, O. and Jones, B. (2002) 'Prevalence of neuropsychiatric symptoms in dementia and mild cognitive impairment: results from the cardiovascular health study'. *JAMA 288*, 1475–1483.
144) McGilton, K.S. et al. (2009) 'A systematic review of the effectiveness of communication interventions for health care providers caring for patients in residential care settings'. *Worldviews Evidence Based Nursing 6*, 3, 149–159.
145) McGrath, A.M. and Jackson, G.A. (1996) 'A survey of anti-psychotic drug use in nursing homes in Glasgow'. *British Medical Journal 312*, 611–612.
146) McShane, R., Keene, J., Gedling, K., Fairburn, C., Jacoby, R. and Hope, T. (1997) 'Do anti-psychotic drugs hasten cognitive decline in dementia? Prospective study with necropsy follow up'. *British Medical Journal 314*, 266–270.
147) McShane, R., Areosa Sastre, A. and Minakaran, N. (2006) 'Memantine for dementia'. *Cochrane Database of Systematic Reviews. Issue 2*.
148) Mackenzie, L. (2004) *Assessing the Toileting Habits of Staff as a Method of Improving Toileting Regimes in Care*. National Conference of Dementia Care, Harrogate, November 2004.
149) Mackenzie, L. (2008) *Newcastle Approach to Treatment of CB*. Presentation at National Dementia Congress, Hawker Press (Bournemouth, UK, Nov.)
150) Mackenzie, L., James, I.A., Morse, R, Mukaetova-Ladinska, E. and Reichelt, F.K. (2006) 'A pilot study on the use of dolls for people with dementia'. *Age and Ageing 35*, 4, 441–444.
151) Mackenzie, L., Wood-Mitchell, A. and James, I.A. (2007) 'Guidelines on the use of dolls in care settings'. *Journal of Dementia Care 15*, 1, 26–27.
152) Mahoney, F. and Barthel, D. (1965) 'Functional evaluation: The Barthel Index'. *Maryland State Medical Journal 14*, 61–65.
153) Makin, S. (2009) *Formulation-driven Approaches to Agitated Behaviour*. Dissertation for Doctorate in Clinical Psychology, Newcastle University, UK.
154) Maslow, A. (1943) 'Theory of human motivation'. *Psychosomatic Medicine 5*, 85–92.
155) Mayers, K. (2003) 'Play Therapy for Individuals with Dementia'. In: C.E. Schaefer (ed.) *Play Therapy with Adults*. New York: John Wiley and Sons.
156) Meehan, K.M., Wang, H., David, S.R., Nisivoccia, J.R., Jones, B. et al. (2002) 'Comparison of rapidly acting intra-muscular olanzapine, lorazepam and placebo: a double blind randomised study in acutely agitated patients with dementia'. *Neuropsychopharmacology 26*, 494–594
157) Mental Capacity Act (2005) legislation.gov.uk/ukpga/2005/9/contents.
158) Miller M. (2008) *Clinician's Guide to Interpersonal Psychotherapy in Late Life: Helping Cognitively Impaired or Depressed Elders and Their Caregivers*. New York: Oxford University Press.

159) Miller, M. and Reynolds, C.F. (2002) ,Interpersonal Psychotherapy'. In: J. Hepple, J. Pearce and P. Wilkinson (eds). *Psychological Therapies with Older People.* London: Bruner-Routledge.
160) Miller, M. and Reynolds, C. (2007) 'Expanding the usefulness of interpersonal psychotherapy (IPT) for depressed elders with comorbid cognitive impairment'. *International Journal of Geriatric Psychiatry 11*, 97–102.
161) Mioshi, E., Dawson, K., Mitchell, J., *et al.* (2006) 'The Addenbrooke's Cognitive Examination revised (ACE-R). A brief cognitive test battery for dementia screening'. *International Journal of Geriatric Psychiatry 2*, 11, 1078–1085.
162) Moniz-Cook, E. Woods, R. and Gardiner E. (2000) 'Staff factors associated with perception of behaviour as challenging in residential and nursing homes'. *Aging and Mental Health 4*, 48–55.
163) Moniz-Cook, E., Woods, R. and Richards, K. (2001a) 'Functional analysis of challenging behaviour in dementia: the role of superstition'. *International Journal of Geriatric Psychiatry 16*, 45–56.
164) Moniz-Cook, E., Woods, R., Gardiner, E., Silver, M. and Agar, S. (2001b) 'The Challenging Behaviour Scale (CBS): development of a scale for staff caring for older people in residential and nursing homes'. *British Journal of Clinical Psychology 40*, 3, 309–322.
165) Moniz-Cook, E., Vernooij-Dassen, M., Woods, R. et al. (2008a) 'A European consensus on outcome measures for psychological intervention research in dementia'. *Aging and Mental Health 12*, 1, 14–29.
166) Moniz-Cook, E., De Vught, M., Verhey, F. and James, I. (2008b) 'Functional analysis-based interventions for challenging behaviour in dementia'. *Cochrane Database of Systematic Reviews, Issue 1.* Art. No.: CD006929. DOI: 10.1002/14651858.CD006929.
167) Moniz-Cook *et al.* (2008c) 'Can training community mental health nurses to support family carers reduce behavioural problems in dementia? An exploratory pragmatic randomised controlled trial.' *International Journal of Geriatric Psychiatry, 23*, 2, 185–191.
168) Moniz-Cook, E., Walker, A., De Vught, M., Verhey, F. and James, I. (in press) 'Functional analysis based interventions for challenging behaviour in dementia – (Cochrane Review)'. *Cochrane Database of Systematic Reviews.*
169) Montgomery, P. and Dennis, J. (2002) 'Physical exercise for sleep problems in adults aged 60+'. *Cochrane Database of Systematic Reviews: Reviews Issue 4.* Chichester: John Wiley.
170) Moore, D. (2001) '"It's like a gold medal and it's mine" – dolls in dementia care'. *Journal of Dementia Care 9*, 6, 20–22.
171) Moriaty, J., Treadgold, M. and Grennan, S. (2003) 'Activating potential for communication through all the senses'. *Dementia 2*, 2.
172) Mottram, P. (2003) 'Art therapy with clients who have dementia'. *Dementia 2*, 272–277.
173) NAO (2007) 'Improving services and support for people with dementia'. HC 604 (July).
174) Neal, M. and Barton Wright, P. (2003) 'Validation therapy for dementia'. *Cochrane Database of Systematic Reviews: Reviews Issue 3.* Chichester: John Wiley.
175) Neville, C. and Bryne, G. (2001) 'Literature review: behaviour rating scales for older people with dementia: which is the best for use by nurses?' *Australasian Journal Ageing 20*, 166–172.
176) NICE (2004) 'Depression: management of depression in primary and secondary care – Clinical guideline 23' (www.nice.org.uk/CG023).
177) NICE (2006) 'Dementia: supporting people with dementia and their carers'. *NICE-SCIE Clinical Guideline 42.* London: DoH.
178) Orrell, M. and Woods, R. (1996) 'Tacrine and psychological therapies – no contest'. *International Journal of Geriatric Psychiatry 11*, 189–192.
179) Perrin, T. and May, H. (2000) *Wellbeing in Dementia: An Occupational Approach for Therapists and Carers.* Churchill Livingstone: London.
180) Porteinsson, A.P., *et al.* (2001) 'Placebo-controlled study of divalproex sodium for agitation in dementia'. *American Journal of Geriatric Psychiatry 9*, 58–66.
181) Pollock, B., *et al.* (2002) 'Comparison of citalopram, perphenazine, and placebo for the acute treatment of psychosis and behavioural disturbances in hospitalised demented patients'. *American Journal of Psychiatry 159*, 460–465.

182) Price J., Hermans D. and Grimley E. (2001) *Subjective Barriers to Prevent Wandering of Cognitively Impaired People*. The Cochrane Database of Systematic Reviews Chichester: Wiley (updated 2009).
183) Quynh-anh, N. and Paton, C. (2008) 'The use of aromatherapy to treat behaviour problems in dementia'. *International Journal of Geriatric Psychiatry 27*, 4, 337–346.
184) Renaud, D., Mulin, E., Mallea, P. and Robert, P. (2010) 'Measurement of neuropsychiatric symptoms in clinical trials targeting Alzheimer's disease and related disorders.' *Pharmaceuticals, 3*, 2387–2397.
185) Richeson, N. (2003) 'Effects of animal assisted therapy on agitated behaviours and social interactions of older adults with dementia.' *American Journal of Alzheimers Disease and Other Dementias, 18*, 6, 353–358.
186) Romero, B., and Wenz, M. (2001) 'Self-maintenance therapy in Alzheimer's disease'. *Neuropsychological Rehabilitation 11*, 333–355.
187) Schaie, K.W. (2008) 'A Lifespan Developmental Perspective of Psychological Ageing'. In: K. Laidlaw and B. Knight (eds). *Handbook of Emotional Disorders in Later Life: Assessment and Treatment* (pp.3–32). Oxford: Oxford University Press.
188) Schneider, L., Dagerman, K. and Insel, P. (2005) 'Risk of death with atypical antipsychotic drug treatment for dementia: meta-analysis of randomised placebo-controlled trials'. JAMA *294*, 1934–1943.
189) Schols, J., Crebolder, H. and van Weel, C. (2004) 'Nursing home and nursing home physician: the Dutch experience'. *Journal of the American Medical Directors Association 5*, 3, 207–212.
190) Schrijnemaekers, V., Rossum, E.,van Heusden, M. *et al.* (2002) 'Compliance in a randomised controlled trial: the implementation of emotion-orientated care in psycho-geriatric facilities'. *Journal of Advanced Nursing 39*, 2, 182–189.
191) Scott, B. (2009) *A Staff Survey of Helpful Aspects of Interventions for Individuals Whose Behaviour Challenges Services*. Dissertation (SSRP) for Doctorate in Clinical Psychology, Newcastle University, UK.
192) Scottish Government (2010) *Scotland's National Dementia Strategy*. Edinburgh: The Scottish Government, St Andrew's House.
193) Sells, D. and Shirley, L. (2010) 'Person centred risk management: the traffic light approach'. *Journal of Dementia Care 18*, 5, 21–23.
194) Shankar, K., Walker, M., Frost, D. and Orrell, M. (1999) 'The development of a valid and reliable scale for rating anxiety in dementia (RAID)'. *Aging and Mental Health 3*, 39–49.
195) Sherrat, K., Thornton, A. and Hatton, C. (2004) 'Music interventions for people with dementia: a review of the literature'. *Journal Mental Health and Aging 8*, 1, 3–12.
196) Shirley, L.J. (2005) 'The development of a tool to measure attributional processes in dementia care settings'. *Clinical Psychology Forum 154*, 21–24.
197) SIGN Scottish Intercollegiate Guidelines Network (1998) *Interventions in the Management of Behavioural and Psychological Aspects of Dementia*. SIGN: Edinburgh.
198) Singh, N., Stavrinos, T.M., Scarbek, Y., Galambos, G., *et al.* (2005) 'A randomized controlled trial of high versus low intensity weight training versus general practitioner care for clinical depression in older adults'. *Journal of Gerontology (A) Biological and Medical Science 60*, 768–776.
199) Sink, K.M., Holden, F.H. and Yaffe, K. (2005) 'Pharmacological treatment of neuropsychiatric symptoms of dementia: A review of the evidence'. *Journal of the American Medical Association 293*, 5, 596–608.
200) Sival, R.C., Hathmans, P.M., Jansen, P.A., Duursma, S.A. and Eikellenboom, P. (2002) 'Sodium valproate in the treatment of aggressive behaviour in patients with dementia: A randomise placebo controlled clinical trial'. *International Journal of Geriatric Psychiatry 17*, 579–585.
201) Slater, E. and Glazer, W. (1995) 'Use of OBRA-87 guidelines for prescribing neuroleptics in a VA nursing home'. *Psychiatric Services 46*, 119–121.
202) Sloane, P., Mitchell, C., Preisser, J. *et al.* (1998) 'Environmental correlates of resident agitation in Alzheimer's disease special care units'. *Journal of American Geriatric Society 46*, 862–869.

203) Smith, K., Milburn, M. and Mackenzie, L. (2008) 'Poor command of English language: a problem in care home? If so, what can be done'. *Journal of Dementia Care 16*, 6, 37-39.
204) Spector, A, Orrell, M., Davies, S. and Woods, R.T. (2002a) 'Reality Orientation for Dementia' (Cochrane review). In: *The Cochrane Library*. Update Software, issue 2: Oxford.
205) Spector, A., Thorgrimsen, L., Woods, B., Royan, L., Davies, S., Butterworth, M. and Orrell, M. (2003) 'Efficacy of an evidence-based cognitive stimulation programme for people with dementia: randomised controlled trial'. *British Journal of Psychiatry 183*, 248-254.
206) Spector, A., Thorgrimsen, L., Woods, B. and Orrell, M. (2006) *Making a Difference: An Evidence-based Group Programme to Offer Cognitive Stimulation Therapy (CST) to People with Dementia*. London: Hawker Publications.
207) Spira, A. and Edelstein, B. (2006) 'Behavioral interventions for agitation in older adults with dementia: an evaluative review'. *International Psychogeriatrics 18*, 2, 195-225.
208) Steinberg, M. and Lyketsos, C. (2005) 'Pharmacological treatment of neuropsychiatric symptoms of dementia'. *Journal of American Medical Association 293*, 18, 2211-2212.
209) Stokes, G. (2001) *Challenging Behaviour in Dementia: A Person-centred Approach*. Bicester, UK: Speechmark.
210) Stolee, P., Hillier, L., Esbaugh, J., Bol, N., McKellar, L. and Gauthier, N. (2005). 'Instruments for the assessment of pain in older people with cognitive impairment.' *Journal of American Geriatric Society, 53*, 319-326.
211) Sunderland T., Hill, J., Lawlor, B. and Molchan, S. (1988) *Psychopharmacological Bulletin, 24*, 4, 747-753.
212) Suzuki, M., Kanamori, M., Watanabe, M., Nagasawa, S., Kojima, E., Ooshiro, H. and Nakahara, D. (2004) 'Behavioral and endocrinological evaluation of music therapy for elderly patients with dementia'. *Nursing and Health Sciences 6*, 11-18.
213) Tariot, P.N., Schneider, L.S., Mintzer, J., Cutler, A., Cunningham, M., et al. (2001) 'Safety and tolerability of divalproex sodium in the treatment of signs and symptoms of mania in elderly patients with dementia: results of a double blind, placebo controlled trial'. *Current Theories in Research and Clinical Experimentation 62*, 51-67.
214) Taylor, D. (2010) 'Antipsychotic polypharmacy – confusion reigns'. *The Psychiatrist (RCPsych) 34*, 41-43.
215) Teri, L. and Gallagher-Thompson, D. (1991) 'Cognitive-behavioural interventions for treatment of depression in Alzheimer's patients'. *Gerontologist 31*, 3, 413-416.
216) Teri L., Logsdon, R.G., Uomoto, J., McCurry, S.M. (1997) 'Behavioural treatment of depression in dementia patients: a controlled clinical trial'. *Journal of Gerontology: Psychological Sciences 52B*, 4 159-166.
217) Thompson, C., Brodaty, H., Trollor, J. and Sachdev, P. (2010) 'Behavioural and psychological symptoms associated with dementia and dementia subtype and severity'. *International Psychogeriatrics 22*, 2, 300-305.
218) Thwaites, S. and Sara, A. (2010) 'Tailor made cognitive stimulation'. *Journal of Dementia Care 18*, 5, 19-20.
219) Threadgold, M. (2002) 'Sonas aPc – a new lease of life for some'. *Signpost 7*, 35-36.
220) Thorgrimsen, L., Spector, A., Wiles, A., et al. (2003) 'Aromatherapy for dementia'. *Cochrane Database of Systematic Reviews, Issue 3*.
221) Toseland, R.W., Diehl, M., Freeman, K., Manzaneres, T., Naleppa, M. and McCallion, P. (1997) 'The impact of validation group therapy on nursing home residents with dementia'. *Journal of Applied Gerontology 16*, 31-50.
222) Trinh, N., Hoblyn, J., Mohanty, S. and Yaffe. K. (2003) 'Efficacy of cholinesterase inhibitors in the treatment of neuropsychiatric symptoms and functional impairment in Alzheimer disease: a meta-analysis'. *JAMA 289*, 210-216.
223) van Weert, J., van Dulmen, A., Spreeuwenberg, P., Ribbe, M. and Bensing, J. (2005) 'Effects of snoezelen, integrated in 24h dementia care, on nurse–patient communication during morning care'. *Patient Education and Counseling 58*, 312-326.
224) van Weert, J., Janssen, B., van Dulmen, A., Spreeuwenberg, P., Ribbe, M. and Bensing, J. (2006) 'Nursing assistants' behaviour during morning care: effects of the implementation of snoezelen, integrated in 24 hr dementia care'. *Journal of Advanced Nursing 53*, 656-668.

225) Vasse, E., Vernooij-Dassen, M., Spijker, A. Rikket, M.O. and Koopmans, R. (2010) 'A systematic review of communication strategies for people with dementia in residential and nursing homes'. *International Psychogeriatrics 22*, 2, 189–200.
226) Verkaik, R., van Weert, J. and Francke, A. (2005) 'The effects of psychosocial methods on depressed, aggressive and apathetic behaviours of people with dementia: a systematic review'. *International Journal of Geriatric Psychiatry 20*, 301–314.
227) Vernooij-Dassen, M., Vasse, E., Zuidema, S., *et al.* (2010) 'Psychosocial interventions for dementia patients in long-term care'. *International Psychogeriatrics 22*, 7, 1121–1128.
228) Vink, A.C. and Birks, J.S. (2003, 2009) 'Music therapy for people with dementia'. *The Cochrane Database Reviews*. The Cochrane Database of Systematic Reviews.
229) Volicer, L. and Hurley, A. (2003) 'Management of behavioural symptoms in progressive degenerative dementias'. *Journal of Gerontology 58A*, 9, 837–845.
230) Vrij, A. (2000) 'The Social Psychology of Lying and Detecting Deceit'. In: A. Vrij (ed.) *Detecting Lies and Deceit: The Psychology of Lying and the Implications for Professional Practice* (pp.1–17). Chichester: John Wiley.
231) Wagner, A., Zhang, F., Soumerai, S. *et al.* (2004) 'Benzodiazepine use and hip fractures in the elderly: who is at greatest risk?' *Archives of Internal Medicine 164*, 14, 1567–1572.
232) Warner, J., Butler, R. and Wuntakal, B. (2006) 'Dementia'. *British Medical Journal Clinical Evidence 12*, 1361–1390.
233)* Waterworth, A, James, I.A., Meyer, T. and Lee, D. (in press) 'Can a lie be therapeutic? The views of people with dementia'. *Aging and Mental Health*.
234) Wilkinson, N., Srikumar, S., Shaw, K. and Orrell, M. (1998) 'Drama and movement therapy in dementia: a pilot study'. *Arts in Psychotherapy 25*, 3, 195–201.
235) Wilson, B.A., Evan, J., Alderman, N., Burgess, P. and Emslie, H. (1997) 'Behavioural Assessment of the Dysexecutive Syndrome'. In: P. Rabbit (ed.) *Methodology of Frontal and Executive Function* (pp.239–250). Hove: Psychology Press.
236) Woods B., Spector A., Orrell M. and Aguirre E. (2009) *Cognitive Stimulation for People with Dementia (Review)* The Cochrane Database of Systematic Reviews Chichester: Wiley
237) Winstead-Fry, P. and Kijek, J. (1999) 'An integrative review and meta-analysis of therapeutic touch research'. *Alternative Therapies in Health and Medicine 5*, 58–67.
238) Woods, B., Spector, A., Prendergast, L. and Orrell, M. (2005a) 'Cognitive stimulation to improve cognitive functioning in people with dementia'. *Cochrane Database of Systematic Reviews, Issue 4*.
239) Woods, B., Spector, A., Jones, C., Orrell, M. and Davies., S. (2005b) 'Reminiscence therapy for dementia'. *Cochrane Database of Systematic Reviews: Reviews Issue 2*. Chichester: John Wiley.
240) Wood-Mitchell, A., Cunningham, J., Mackenzie, L. and James, I. (2007a) 'Can a lie ever be therapeutic? The debate continues'. *Journal of Dementia Care 15*, 2, 24–28.
241) Wood-Mitchell, A., James, I.A., Waterworth, A. and Swann, A. (2008) 'Factors influencing the prescribing of medications by old age psychiatrists for behavioural and psychological symptoms of dementia: a qualitative study'. *Age and Ageing 3*, 1–6.
242) Wood-Mitchell, A., Waterworth, A., Stephenson, M. and James, I. (2006) 'Lying to people with dementia: sparking the debate'. *Journal of Dementia Care 14*, 6, 30–31.
243) Wood-Mitchell, A., Mackenzie, L., Stephenson, M. and James, I.A. (2007b) 'Treating challenging behaviour in care settings: audit of a community service using the neuropsychiatric inventory'. *PSIGE Newsletter, British Psychological Society 101*, 19–23.
244) Zeisel, J., Silverstein, N., Hyde, J., *et al.* (2003) 'Environmental correlates to behavioural health outcomes in Alzheimer's special care units'. *Gerontologist 43*, 697–711.
245) Zuidema, S., de Jonghe, J., Verhey, F. and Koopmans, R. (2010) 'Environmental correlates of neuropsychiatric symptoms in nursing home patients with dementia'. *International Journal of Geriatric Psychiatry 25*, 1, 14–22.

*訳者注) 文献233の訂正
 Day, A., James, I.A., Meyer, T. & Lee, D. (2011). Do people with dementia find lies and deception in dementia care acceptable? *Ageing and Mental Health*, 15(7), 822-829.

索　引

5 要素モデル（Kitwood）91
ABC 行動チャート　32
ADAS-cog　29, 30
Algase ら　98
Alistair Burns　13
Alzheimer's Disease Assessment Scale-cognitive sub-scale　30
BADS　29, 30
Banerjee　xiii, 47, 52, 162
Barthel Index　29, 30
Beck　103
behavioral and psychological symptoms of dementia　xi
Behavioural Assessment of the Dysexecutive Syndrome　30
BPSD　iii, xi
Brodaty ら　163
CB　xi
CBS　28
CBT　65, 79
CDRS　29, 30
Challenge-Demcare　165
challenging behavior　xi, 1
Chung と Lai　64
Clinical Dementia Rating Scale　30
CMAI　28
Cohen-Mansfield　6, 16, 62, 84
　　──の欲求充足困難モデル　84, 98

computerised tomography　30
Cornell depression scale　30
CST　64, 66, 68
CT　29, 30
Darwin　103
DCM　30, 77
dementia care mapping　77
Forbes ら　65
Forget Me Not　x
Holt ら　64
IPT　65, 80
ISS　118, 122
James　91
　　──によるチャレンジング行動の概念化　100
　　──の「認知症の概念化」モデル　91
Kitwood　91
　　──の 5 要素モデル　91
Kunik　96
LCAPS　85, 86, 114, 116
Living Well in Later Life　x
magnetic resonance imaging　30
Mini-Mental State Examination　30
MMSE　29, 30
MRI　30
National Dementia Strategy for England　42

NCBT 2
NDB 98
Neal と Barton Wright 63
Neurobehavioural Rating Scale 48
Neuropsychiatric Inventory 129
NHS 47, 167
NICE 65
NPI 28, 129
NPI-D 130
NRS 48
Omnibus Reconciliation Act OBRA 87 51
RAID 30
rAQ 30, 151
Rating Anxiety in Dementia 30
RCT 48, 49, 68
Relatives autism quotient 30
Remember, I'm still me ix
RO 12, 63, 67
SHIELD 69
single positron emission computerised tomography 30
SMART 118, 123
SONAS apc 76
SPECAL 76
Specialized Elderly Care for Alzheimer and Dementia 76
SPECT 30
Spector ら 63
Spira と Edelstein 65
Stokes 95
　　——の心因性モデル 95
Support at Home Interventions to Enhance Life in Dementia 69
TENS 66

Teri ら 65
Time for Action xii, 47
TREA 6, 16, 99
Treatment Routes for Exploring Agitation 6
Vink と Birks 64
Volicer と Hurley 97
WHELD 165
Woods ら 63, 64

【あ行】

アスペルガー症候群 19, 151
アセスメント 28, 125
　　——期 115
アセチルコリンエステラーゼ阻害剤 44, 49
アパシー 37, 39, 44
歩き回る 10, 25
アルツハイマー型認知症 41
アロマセラピー 64, 73
アロマ療法 66
怒り 103, 127
生きものとの交流 71
意思決定能力 36, 144
痛み 13, 18, 20, 38
易怒性 38, 48, 74
「今こそ，実行すべき時」 xii, 47
ウェルビーイング 13, 19, 30, 50, 66, 76
嘘 129, 172
うつ 38, 66
運動 66, 71
演劇 70, 74
驚き 103
「思い出して。私は今も私のままです」 ix
おもちゃ 70, 75

索引　191

オランザピン　44, 46
音楽　12, 66, 70
　　　——療法　64, 73

【か行】

介護実践を改善する　58
階層的なモデル　163
回想法　63, 66, 69
介入　56, 62, 66, 77, 81
概念モデル　89
過活動　6
かかりつけ医　x, 12, 43, 52, 163, 164
過度な執着　36, 144
過度に歩き続ける　6
髪を引っ張る　6
カルバマゼピン　44, 49
癌　18, 38
感覚器官の機能低下　18
感覚的働きかけ　62
環境　19, 157
　　　——調整　12, 61, 65, 66
　　　——的な介入　62
　　　——的要因　19
感情調節機能　39
関節炎　18, 38
感染症　11, 12, 38, 42
機会利用　57
疑似体験　62, 71
機能的分析　12, 13, 165
薬の誤用　43
具体的思考　36, 144
ケアの質委員会　168
ケアラー・センタード／パーソン・
　　　フォーカスト・アプローチ　81
芸術療法　74
経皮的電気刺激治療　66

嫌悪　103
幻覚　10, 19, 38, 45
言語的アジテーション　6, 99, 157
現実見当識訓練　67
見当識の障害　17
抗うつ薬　44, 48
攻撃性　31, 50
攻撃的なチャレンジング行動　4
甲状腺　38
抗精神病薬　xiii, 38, 41, 45, 52
構造化されたアクティビティー　62
抗てんかん薬　44, 49
行動療法　62, 81
行動論的マネジメント技法　65
抗認知症薬　44, 49
抗パーキンソン病薬　38
ごまかし　57
コミュニケーション技術　20, 59

【さ行】

作業記憶　36, 144
作業療法　62
作話　36, 144
叫ぶ　6
視覚や聴覚の衰え　18
仕事っぽい活動　71
自尊心　74, 93
失禁　105, 170
社会的構成概念　3
社会的接触　62
社会的要因　19
周囲の邪魔をしてしまう　10
羞恥心　105
集中力の低下　37, 39, 145
衝動的な行動　36, 145
情報共有セッション　118, 122

心因性モデル（Stokes）95
進行性・変性性認知症の精神症状に関する包括的モデル　97
身体的／攻撃的行動　6, 99
身体的な問題　18
身体的／非攻撃的行動　6, 99
信念　vi, 30, 34
心理的要因　18
スタチン　17, 38
スタッフトレーニング　62
スポーツ　70
静穏化　57
精神安定剤　13, 44, 57
精神運動療法　63, 70
精神病　13, 38, 45, 48, 50
性の問題　174
生物学的要因　17
生物・心理・社会的な要因　20
前頭葉の障害　10, 39
せん妄　13, 38
専門医の意見調査　50, 53

【た行】

対人関係療法　65, 80
対人的な疑似体験　71
代替目標の設定　57
多感覚刺激　66
　　　――アプローチ　64
　　　――療法　71
多幸　37, 145
多剤投与　17, 29, 43
脱抑制　11, 39, 50
短期記憶　36, 39, 144
ダンス　67, 70, 72
チオリダジン　46
チャート　32, 82, 119

チャレンジング行動　iii, xi, 1, 4, 8
　　　――の概念化（James）100
注意の拡散・転換　57
聴覚の衰え　18
治療プロトコル　11
鎮静剤　13, 44, 47, 57
ツールボックス・アプローチ　75
定義（チャレンジング行動の）1
転導性　37, 145
トイレの使用　170
統合失調症　149
洞察力　81, 93
　　　――の欠如　37
糖尿病　38, 46
動物介在療法　66, 75
ドールセラピー　171
とらえ方・考え　vi, 5, 27, 79, 91, 125
トレーニング　43, 58, 62

【な行】

ナーシングホーム　45
殴る　6
何度も繰り返し質問する　6
ニューキャッスル・チャレンジング行動臨床チーム　2, 113, 161
人形　75, 172
認知活性化療法　64, 66, 68
認知行動療法　65, 78
認知障害　17, 78, 91
認知症ケア・マッピング　30, 77
認知症国家戦略　ix, xi, 55, 162, 169
「認知症の概念化」モデル（James）91
認知症の行動・心理症状　iii, xi
認知症の人の生活を向上させるための居宅介入支援　69
「認知症の人々へのサービスとサポート

の改善について」ix
認知・神経学的な問題　17
認知の三徴　102
脳卒中　38

【は行】

パーキンソン病　141
背景情報　27, 84, 119, 123
歯の痛み　18, 38
バリデーション　57, 63, 66, 70
バルプロ酸ナトリウム　44, 49
反応の抑制困難　36, 145
光　66
非攻撃的なチャレンジング行動　4
非定型抗精神病薬　41, 45
人とかかわる機会　19
非薬物的アプローチ　xii, 13, 56, 164
評価尺度　27
氷山モデル　5, 16
病前のパーソナリティ　18, 38, 84
不安　11, 38, 103
副作用　xii, 17, 42
プライマリケア　43, 163
プライマリケア・トラスト　163
ブラッドフォード大学　77
プランニング　36, 144
ベンゾジアゼピン系薬剤　38, 44, 47, 51
便秘　18, 38
保続　36, 145

【ま行】

マズロー　84
マッサージ　66
見立て　vi, 78, 119, 123
民間セクター　175
メジャートランキライザー　41, 44

メマンチン　44, 49
メンタルヘルス　19
妄想　10, 38, 45
問題行動に対する Kunik のモデル　96

【や行】

薬物的アプローチ　xii, 13
「豊かに老後を送る」　x
腰痛　18
抑うつ　13, 44, 48, 127, 103
欲求5段階説　84
欲求駆動行動　98
欲求充足困難　98
　　　──モデル（Cohen-Mansfield）　98
欲求を基盤とした治療法　83
予防　66
予防的なアプローチ　56, 67, 73
喜び　103

【ら行】

リアリティー・オリエンテーション　57, 63, 66, 67
リスペリドン　41, 44, 46, 51
レジデンシャルホーム　45

【わ行】

「私を忘れないで」　x

《著者》

イアン・アンドリュー・ジェームズ（Ian Andrew James）

ニューキャッスル・チャレンジング行動臨床チーム（NBCT）代表。ノーサンバーランドとウェアの National Health Service（NHS）Trust の臨床心理士としてコンサルタントにも携わっている。メンタルヘルスサービスやそのトレーニング，スーパービジョンに関する論文発表，出版を精力的に行い，代表的な著書に *Cognitive Behavioural Therapy with Older People*（Jessica Kingsley Publishers）がある。また，学会等での講演をはじめ国際的にも活躍しており，ニューキャッスル大学の臨床心理学コースで講師もつとめる。

《監訳者》

山中克夫（やまなか　かつお）

筑波大学人間系障害科学域 准教授

1995年に筑波大学で「認知症の記憶機能に関する総合的研究」で博士（学術）を取得後，筑波大学助手（心身障害学系：学校教育部勤務）などを経て現職。現在，認知症を中心とした高齢医療，介護の現場のための尺度開発，相談システム，介入開発を中心に研究を行っている。主な著書に『日本版 WAIS-III の解釈事例と臨床研究』（日本文化科学社），『認知症高齢者の心にふれるテクニックとエビデンス』（紫峰図書），『New 認知症高齢者の理解とケア』（学習研究社），『認知症のための認知活性化療法マニュアル―エビデンスのある楽しいプログラム』（中央法規出版），訳書に『脳の老化を防ぐ生活習慣―認知症予防と豊かに老いるヒント―』（監訳，中央法規出版）などがある。

《訳者》

山中克夫〔序，第1章，第4章，第7章 事例1〕

野口　代（のぐち　だい）〔第2章，第5章，第7章 事例2〕
　筑波大学人間系 特任助教

河野禎之（かわの　よしゆき）〔第3章，第7章 事例3・4〕
　筑波大学ダイバーシティ・アクセシビリティ・キャリアセンター 助教

丹治敬之（たんじ　たかゆき）〔第6章〕
　岡山大学大学院教育学研究科 助教

天野貴史（あまの　たかし）〔第8章〕
　ワシントン大学（セントルイス）ブラウンスクール・オブ・ソーシャルワーク 博士課程

チャレンジング行動から認知症の人の世界を理解する
―BPSDからのパラダイム転換と認知行動療法に基づく新しいケア―

2016年3月7日　初版第1刷発行

著　　者　イアン・アンドリュー・ジェームズ
監訳者　山 中 克 夫
発行者　石 澤 雄 司
発行所　株式会社 星 和 書 店
　　　　〒168-0074　東京都杉並区上高井戸1-2-5
　　　　電話　03(3329)0031(営業部)／03(3329)0033(編集部)
　　　　FAX　03(5374)7186(営業部)／03(5374)7185(編集部)
　　　　http://www.seiwa-pb.co.jp

Ⓒ 2016　星和書店　　Printed in Japan　　ISBN978-4-7911-0926-5

・本書に掲載する著作物の複製権・翻訳権・上映権・譲渡権・公衆送信権(送信可能化権を含む)は(株)星和書店が保有します。
・JCOPY〈(社)出版者著作権管理機構 委託出版物〉
本書の無断複写は著作権法上での例外を除き禁じられています。複写される場合は、そのつど事前に(社)出版者著作権管理機構(電話03-3513-6969、FAX 03-3513-6979、e-mail：info@jcopy.or.jp)の許諾を得てください。

月刊 精神科治療学

第29巻8号
B5判　2,880円

〈特集〉

生活をみる認知症診療

認知症の人の活き活き生活。
家族も納得の精神科医療のいま！

本特集では，認知症の症候学，認知症の説明モデル，介護・生活指導，リハビリテーション，パーソン・センタード・ケア，BPSDの対応，デイサービス，回想法，地域のケアシステム，介護保険などを取り上げた。認知症患者の急増に対応する精神科医療関係者必読の特集。

〈主な目次〉特集にあたって／認知機能より生活を診るアルツハイマー病診療／認知症の症候学／認知症の説明モデル／認知症外来で不可欠な介護・生活指導／ほめるリハビリテーションで認知症の人の生活を支える／真のBPSDと偽のBPSD／妄想はどんなときに生じるか／デイサービス利用の意義／生活に活かす回想法／薬物を用いない認知症治療法／認知症薬物療法における副作用による生活機能低下／認知症を取り囲むケアシステム／介護保険における認知症に対する治療的アプローチ／ほか

発行：星和書店　http://www.seiwa-pb.co.jp　価格は本体(税別)です